# Psychiatrische Arbeitstherapie in Bewegung

Neue Reihe Ergotherapie
Herausgeber: Deutscher Verband der Ergotherapeuten
(Beschäftigungs- und Arbeitstherapeuten) e.V.
**Reihe 4: Fachbereich Arbeitstherapie
Band 2**

# Psychiatrische Arbeitstherapie in Bewegung

*Zusammengestellt und redaktionell bearbeitet*

*von Peter Weber, Hannover*

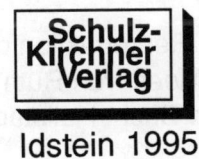

Idstein 1995

Die Deutsche Bibliothek - CIP-Einheitsaufnahme

**Psychiatrische Arbeitstherapie in Bewegung** / zsgest. und red.
bearb. von Peter Weber. - 2. Aufl. - Idstein: Schulz-Kirchner, 1995
   (Neue Reihe Ergotherapie: Reihe 4,
   Fachbereich Arbeitstherapie ; Bd. 2)
   ISBN 3-8248-0090-X
NE: Weber, Peter [Bearb.]; Neue Reihe Ergotherapie / 04

*Ein besonderer Dank gilt den Kolleginnen der Arbeitsdiagnostik des Niedersächsischen Landeskrankenhauses Osnabrück, Frau Kirsten Köhler und Frau Christiane Schlicht, sowie der Druckerei H. Nietmann, Osnabrück, für die Gestaltung dieses Buches.*

2. Auflage 1995
ISBN 3-8248-0090-X
Alle Rechte vorbehalten
© Schulz-Kirchner Verlag GmbH
Idstein 1995
Umschlagfoto: Einfarbige Reproduktion des Bildes
               "Frau am Meer" von Ruth Philippi, Hannover
Druck und Bindung: Rosch-Buch, Hallstadt
Printed in Germany

# Psychiatrische Arbeitstherapie in Bewegung

## Inhalt:

| | |
|---|---:|
| *Peter Weber* <br> Einführung | 8 |
| *Albrecht Marquard* <br> Aspekte einer ganzheitlichen Orientierung <br> in der Arbeit mit behinderten Menschen | 20 |
| *Gerhard Häberle* <br> Klinische Arbeitstherapie im Wandel <br> (Eine sehr subjektive Sicht) | 35 |
| *Kirsten Köhler / Christiane Schlicht* <br> Arbeitsdiagnostik im Nds. Landeskrankenhaus Osnabrück <br> und ihre Zusammenarbeit mit der RPK | 53 |
| *Elke von der Beeck* <br> Arbeitstherapiediagnostik – wirksame Weichenstellung <br> der Rehabilitation oder "bahncard"? <br> Erfahrungen aus der "hospitalisierten" Arbeitstherapie <br> einer psychiatrischen Großklinik | 63 |
| *Birgit Monsees* <br> Einrichtung einer Bürogruppe in der Arbeitstherapie <br> des Zentralkrankenhauses Bremen–Ost | 71 |
| *Ulrike Marotzki / Christiane Rokahr* <br> Sozialpsychiatrische Tagesstätten – eine Herausforderung <br> für Beschäftigungs– und ArbeitstherapeutInnen | 81 |

*Dr. Peter Beule / Anke Dalhoff / Reinhard Hötten*
Ergotherapeuten in Psychosozialen Diensten
– Arbeitsdiagnostik und Arbeitstraining im Rahmen
der begleitenden Hilfen 96

*Ruth Philippi / Barbara Dahmen*
Ambulante Begleitung auf dem Weg ins Arbeitsleben
"ex & Job": Arbeit, Arbeitstherapie und
Rehabilitationsangebote in Wunstorf 112

Autorenverzeichnis 133

# Vorwort

Arbeitstherapie ist zusammen mit anderen handlungsorientierten und sozialtherapeutischen Verfahren neben den medizinisch orientierten Behandlungen und der Psychotherapie die dritte entscheidende Säule psychiatrischer Interventionsmöglichkeiten – vom zeitlichen Umfang her spielt sie in psychiatrischen Krankenhäusern und Rehabilitationseinrichtungen die erste Rolle. Mit dieser Bedeutung kontrastiert der noch verbreitete Mangel an Theorie und die nicht immer angemessene Wertschätzung.

Psychiatrische Arbeitstherapie sieht sich durch den Zuwachs an Wissen und Möglichkeiten, erhöhte Ansprüche und Erwartungen, aber auch durch Veränderungen des Arbeitsmarktes zunehmend gefordert. Das und wie Ergotherapeuten auf diese Herausforderung reagiert haben, zeigt der vorliegende Band.

Schließlich bedeutet das neubenannte und neudefinierte Berufsbild "Ergotherapeutin/Ergotherapeut" ein Programm: Herkömmliche Trennungen zwischen Beschäftigungs- und Arbeitstherapie, zwischen kreativen und berufsweltbezogenen Angeboten müssen neu überdacht werden.

Der Berufsverband Ergotherapeuten hat die Fragen in seiner Jahrestagung 1992 aufgegriffen, Beiträge und Diskussionen von bemerkenswertem Niveau haben Akzente gesetzt. Der vorliegende Band dokumentiert wesentliche Ergebnisse der Tagung.

Ich wünsche ihnen große Resonanz.

**Dr. med. Wolfgang Weig**
*Nervenarzt / Psychotherapie*
*Ärztlicher Direktor des Niedersächsischen*
*Landeskrankenhauses Osnabrück*
*Mitglied des Beirates beim Bundesvorstand des*
*Berufsverbandes Deutscher Ergotherapeuten e. V.*

# EINFÜHRUNG

**Peter Weber**

Das Thema der arbeitstherapeutischen Beiträge auf der Jahresfortbildungstagung der Beschäftigungs- und Arbeitstherapeuten 1992 in Hannover lautete: "Psychiatrische Arbeitstherapie in Bewegung". Ausgangsüberlegung für diesen Titel war die Tatsache, daß sich bei den für die arbeitstherapeutischen Schwerpunkte verantwortlichen Strukturen eine Umorientierung abzeichnet, die zukünftig für die Arbeitsweise, das Berufsbild, die Einrichtungen und die Ausbildung zum(r) Arbeitstherapeuten(In) von Bedeutung sein wird.

Diese Bewegungen bestimmen (mehr oder weniger) schon länger das Bild im Beruf, und immer häufiger werden dadurch von ArbeitstherapeutInnen mehr Flexibilität und Mobilität erwartet.
Da in der Regel in unserer Gesellschaft 'in Bewegung sein' für eine erstrebenswerte Eigenschaft gehalten wird (Bewegung kann man mit "Leben" oder "Fortschritt" gleichsetzen), lohnt es sich, genauer zu untersuchen, wie sich diese Bewegungen in Bezug auf die psychiatrische Arbeitstherapie verhalten, was sie bewirken.

Beginnt man mit diesen Überlegungen in der Vergangenheit, kommt man dabei leider zu der drastischen Feststellung, daß es für die meisten Arbeitstherapie-Einrichtungen typisch zu sein schien, sehr lange stillzustehen (stillzuhalten) und sich nicht zu bewegen.
So ist in den letzten 25 Jahren nur von zwei großen innovativen (Bewegungs-)Schüben zu sprechen. Der erste fand in den sechziger bis Anfang der siebziger Jahre statt. Die damals aufgekommene Industriearbeit in den psychiatrischen Kliniken hatte vorübergehend neue Impulse bewirkt. Die neuen Arbeiten setzten sich durch, anfangs auch deshalb, weil sie für eine systematische Arbeitstherapie eine Reihe von Vorteilen brachten. Heute kann man allerdings sagen, daß die Institutionen diese Arbeitsbereiche "aufgesaugt" haben, häufig Produktionszwänge im Vordergrund stehen, auf die Interessen der Auftraggeber Rücksicht genommen wird, größere Umsatz-

zahlen angestrebt werden und nicht zuletzt darüber die Patienteninteressen in den Hintergrund gerückt sind (WEBER/HÄBERLE 1992).

Der sich daran anschließende Stillstand mündete mit Zunahme der Massenarbeitslosigkeit Anfang der achtziger Jahre in den zweiten "Bewegungs-Schub". Der Bereich der Arbeitstherapie wurde "neu entdeckt", und viele Prozesse der Veränderung kamen in Gang. Diese Bewegung ist noch bis heute zu spüren. Die Inhalte der heutigen Arbeitstherapie werden von diesen Prozessen immer noch beeinflußt, so daß man von einer kontinuierlichen Weiterentwicklung sprechen kann.

Wenn man nun vom heutigen Stand der Arbeitstherapie ausgeht, so ist festzustellen, daß sie zur Zeit von drei Bewegungen beeinflußt wird.

- Die erste Bewegung ist die nach wie vor anhaltende Verschärfung der Arbeitsmarktsituation, die Bewegung der Wirtschaft.
- Die zweite Bewegung betrifft die Veränderungen des Hauptarbeitsfeldes von Arbeitstherapeuten – das psychiatrische Großkrankenhaus.
- Die dritte Bewegung spielt sich innerhalb der beruflichen Identität der Beschäftigungs- und Arbeitstherapeuten ab.

## Die Bewegung in der Arbeitswelt

Der Ausblick in die Zukunft wird nach den Ergebnissen einer Studie (PROGNOS 1986) bis ins nächste Jahrhundert hinein keine wesentliche Veränderung der derzeitigen Arbeitsmarktsituation zeigen. Bezüglich der Arbeitslosigkeit wird ein "Festfrieren" auf 1,1 Millionen (incl. "Stiller Reserve" 1,65 Mill.) prognostiziert, wobei man davon ausgehen kann, daß diese Zahlen aufgrund der inzwischen sichtbar negativen Entwicklung in den neuen Bundesländern weit höher ausfallen werden.

- Das damit verbundene "Festfrieren" einer Zweidrittel-Gesellschaft (WULFF 1985), die Verschärfung bei der Arbeitsplatzsuche und an den Arbeitsplätzen und die physischen und psychischen Anforderungen dieser Entwicklung auf den potentiellen Arbeitnehmer werden das Bild der Zukunft prägen (WEBER/HÄBERLE 1990).

Ergänzt wird dies noch durch die zunehmende Bewegung innerhalb der Ausbildungs- und Arbeitsanforderungen, wo einerseits immer mehr Spezialistentum gefordert ist, während andererseits die Lerninhalte nur noch eine geringe Lebensdauer ("Halbwertzeit") haben. Sehr deutlich wird dies in den Anforderungsprofilen für Computerberufe, wo das erlernte Wissen manchmal nur 2 Jahre ausreicht. Diese schnelle Weiterentwicklung der beruflichen Inhalte und der Arbeitstechnologie erfordert ein extrem höheres Maß an Flexibilität und Mobilität, als dies früher nötig war (BUNGARD/KUPKE 1991).

Psychisch kranke Menschen sind beiden Entwicklungen stärker ausgesetzt als andere. Sie müssen mit noch weniger Toleranz an der Arbeitsstelle rechnen, als dies zu Zeiten der Vollbeschäftigung der Fall war. SCHWENDY (1985) hat dies treffend geschildert: "Leistung lohnt sich noch immer, findet aber immer häufiger zu Lasten und unter Ausschließung der Schwachen statt".
Beide Problembereiche werden in der Zukunft zentrale Faktoren für arbeitstherapeutische Planungen und Inhalte darstellen müssen.
Die Frage der Realitätsnähe arbeitstherapeutischer Trainingsfelder wird in diesem Zusammenhang im Vordergrund stehen (HAERLIN 1991). Noch immer ist in vielen arbeitstherapeutischen Abteilungen die Arbeit nicht an den heutigen beruflichen Anforderungen orientiert. Es ist von daher dringend nötig, daß die Arbeitstherapie sich mit den o. g. Inhalten der Arbeitswelt auseinandersetzt und entsprechende Strukturen schafft.
Diese Auseinandersetzung fördert aber auch noch einen weiteren Effekt: In der arbeitstherapeutischen Praxis kommt es immer wieder vor, daß Patienten aufgrund von tatsächlichen Verbesserungen der Arbeitsfähigkeit innerhalb des Therapieverlaufes in ein Arbeitsverhältnis entlassen werden, obwohl objektiv, gemessen an der Arbeitsweltrealität, die Leistung nicht ausreicht. Je näher sich die Arbeitstherapie an der Realität orientiert, sich immer wieder damit auseinandersetzt, desto sicherer kann diese sogenannte "arbeitstherapeutische Selbstlüge" verhindert werden.

## Die Bewegung im psychiatrischen Großkrankenhaus

Die schon seit Mitte der siebziger Jahre begonnene Verkleinerung der Großkliniken durch Auflösung der Langzeitstationen setzt sich fort durch die kürzere Behandlungsdauer im Akutbereich und die Intensivierung des Rehabilitationsbereiches.
Diese Entwicklung hat in einzelnen Klinikbereichen zu entscheidenden Veränderungen in der therapeutischen Arbeit geführt. So ist im Akutbereich einerseits die Aufenthaltsdauer kürzer geworden, andererseits kommen gerade die psychotisch erkrankten Patienten häufiger wieder. Entsprechend ist die Therapieplanung mehr am akuten Krankheitsverlauf orientiert. Rehabilitative Aspekte werden häufig außer acht gelassen. Weiterhin hat die neuroleptische Behandlung einen größeren Stellenwert erhalten, als dies früher der Fall war. Nach vorsichtigen Aussagen von Psychiatern kann man heute von einer mehr als 10–fachen Dosis im Vergleich zu 1980 ausgehen.

Entstanden ist diese Entwicklung unter anderem durch die Einrichtung ambulanter und teilstationärer Behandlungsformen in der Gemeinde. Es wird der Notwendigkeit Rechnung getragen, für die große Gruppe der Psychosekranken Lebensbedingungen zu schaffen, die nicht institutionelle Strukturen wiederspiegeln, sondern sozusagen dicht am Leben angesiedelt sind. Der Grundsatz für die Behandlung von psychotisch kranken Menschen, das therapeutische Handeln möglichst realitätsnah zu praktizieren, wird hier verwirklicht. Diese Entwicklung entspricht den im Bericht der Expertenkommission der Bundesregierung beschriebenen Empfehlungen (1988).
Die rehabilitativen Bereiche der Kliniken stehen dagegen häufig innerhalb mittelfristig angelegter Behandlungszeiten ohnmächtig vor der Situation, schwerkranke chronische Patienten in die o. g. anforderungsreiche Arbeitswelt rehabilitieren zu wollen, die dann trotzdem bald wieder aufgenommen werden müssen. Aus dieser Situation entsteht schnell eine "Schonhaltung" sich selbst und den Patienten gegenüber, die innerhalb der Therapieplanung schon mit ganz geringen Zielen zufrieden ist. Nicht selten kommt es dann zu einer Ideologisierung der sogenannten niedrigschwelligen Angebote, die dann unter Umständen die tatsächlichen Möglichkeiten eines Patienten außer acht läßt.

Was bedeutet dies nun für die Arbeitstherapie der Zukunft?
Das psychiatrische Krankenhaus der Zukunft als reine Akutklinik mit "ein bißchen" Reha?
Unter den o. g. Aspekten und der über die PsychPV erweiterten beschäftigungs- und arbeitstherapeutischen (ergotherapeutischen) Stellenpläne ist die Frage nach den zukünftigen Aufgabengebieten der Arbeitstherapie (aber auch der Beschäftigungstherapie) dringend notwendig geworden. Dies wird noch einmal deutlicher, berücksicht man die o. g. Bewegung innerhalb der Ausbildungs- und Arbeitsanforderungen auch für Ergotherapeuten. Folgende (interessante, aber möglicherweise sehr unangenehme) Fragestellungen könnten dann wichtig werden:
Wie sieht ergotherapeutisches "Spezialistentum" in der Sozialpsychiatrie aus?
Welche Lebensdauer ("Halbwertzeit") haben sozialpsychiatrisch-ergotherapeutische Inhalte?
Entsprechen die Arbeitsinhalte noch den realistischen Bedingungen der Berufspraxis?
Entsprechen Makramee, kreatives Gestalten und Industriearbeit noch den Anforderungen einer oben skizzierten Klinik?

Wesentlich erscheint, daß der "klinische" Bereich für Menschen, die psychisch erkrankt sind, häufig der erste Ort der Kontaktaufnahme mit den rehabilitativen Angeboten der psychiatrischen Versorgung ist. Ihm kommt deshalb als "wegweisende" Einrichtung besondere Bedeutung zu. So wird z. B. die Ausstattung der arbeitstherapeutischen Angebote und die Professionalität des Rehabilitationsbereiches einer Klinik den weiteren, nach draußen gerichteten Verlauf mitbestimmen. Auch die grundsätzliche Haltung des therapeutischen Personals (wie auch der Patienten selbst) zur Berufs- oder Arbeitsperspektive wird durch diese Bedingungen beeinflußt werden.

Aus dieser Schlußfolgerung lassen sich mögliche Perspektiven für die klinische Arbeitstherapie der Zukunft benennen, die zugleich auch Voraussetzung für eine gut funktionierende systematische Arbeitstherapie darstellen:

1) Der Rehabilitationsbereich (RB) – Arbeits- und Beschäftigungstherapie – muß einen eigenständigen Funktionsbereich innerhalb der Klinikorganisation darstellen (mit eigenständiger

Leitung und den entsprechenden Kompetenzen).

2) Der inhaltliche Ablauf des RB muß konzeptionell in die Organisationsstrukturen der Klinik eingebunden werden. Dazu ist Aufklärung, Information (kurz Werbung) und Fortbildung notwendig.

3) Die personelle Grundausstattung muß großzügig festgelegt werden. Das Schwergewicht liegt bei den Berufsgruppen der Ergotherapeuten und der Sozialarbeiter. Weiter sollten der psychologische, falls vorhanden, der pädagogische Dienst und vorhandene Handwerker der Regiebetriebe miteinbezogen werden.

4) Häufig bestehen arbeitstherapeutische Abteilungen mit Schwerpunkt Montagearbeiten, in denen vorwiegend Langzeitpatienten arbeiten, die hier "ihren Arbeitsplatz" haben. Diese Abteilungen wie auch die stationären Langzeitbereiche müssen langfristig aufgelöst werden und in vorzugsweise ausgelagerte Zweigwerkstätten bestehender WfBs übergehen, die allerdings auf die Arbeit mit psychisch behinderten Menschen spezialisiert sein müssen. Ein geringerer Teil dieser bestehenden Montageabteilungen sind als Belastungserprobungsbereich sehr gut zu nutzen.

5) Innerhalb der Rehabilitationsbereiche müssen Reha-Abklärungs-Abteilungen zu arbeitsdiagnostischen Zwecke geschaffen werden.

6) Weitere Bereiche zur Belastungserprobung und Arbeitstherapie müssen entstehen, wobei diese unbedingt den Charakter von "Arbeitsplätzen" haben müssen und nicht kunsthandwerkliche Werkstätten sein dürfen. Die entsprechenden Inhalte sollten u. U. von der lokalen Situation abhängig gemacht werden. Allerdings ist ein bürokauf(frau)männischer Bereich grundsätzlich notwendig.

7) Einrichtung von Möglichkeiten ambulanter Arbeitstherapie. Beispielsweise für Patienten, denen es schon so gut geht, daß der vollstationäre Aufenthalt nicht mehr gerechtfertigt ist, die

arbeitstherapeutischen Maßnahmen zur Vorbereitung rehabilitativer Schritte aber noch nicht abgeschlossen sind.

8) Die Möglichkeit einer engen Zusammenarbeit mit weiterführenden Rehabilitationsträgern außerhalb der Klinik muß gefördert werden.
(WEBER/HÄBERLE 1992)

## Die Bewegung innerhalb der beruflichen Identität

Mit der Namensänderung des Berufsverbandes der Beschäftigungs- und Arbeitstherapeuten in Deutscher Verband der Ergotherapeuten (Beschäftigungs- und Arbeitstherapeuten) e. V. wurde nach außen hin ein Schritt vollzogen, der innerhalb des Berufes immer wieder zu heißen Diskussionen geführt hatte. Die häufig als "Basteltanten" arg gebeutelten BeschäftigungstherapeutInnen versuchten immer wieder, ihr berufliches Image aufzuwerten, sich methodisch und inhaltlich fort- und weiterzubilden, sind ständig bemüht um ihr Image, ständig auf der Suche nach der beruflichen Identität. Innerhalb der Psychiatrie war diese Entwicklung nicht anders.

Die Besonderheit gegenüber anderen medizinischen ergotherapeutischen Bereichen liegt hier in der Konkurrenz zwischen den BThs und den AThs. Diese Polarisierung erklärt sich über die weitgehend fehlenden rehabilitativen Behandlungsansätze in der beschäftigungstherapeutischen Psychiatrie der letzten 10 Jahre. Kreative, gestaltungstherapeutische Inhalte bildeten den Mittelpunkt der fortschrittlichen Psychiatrie–Ergos, während andere sich noch in den Dimensionen von "Bastelstuben" der klassischen Psychiatrie tummelten. Im Bereich der Arbeitstherapie gab es ähnliche Widersprüche. Auf der einen Seite die ATh der industriellen Fertigung (s. o.), und auf der anderen Seite neue, rehabilitativ sich nach draußen orientierende Inhalte. Der Forderung nach einer zentralen Reha–Abklärungsinstanz unter Mitwirkung der Arbeitstherapie stand die Forderung der Beschäftigungstherapie nach einer dezentralen Ausrichtung ihrer Arbeit gegenüber.

Auf diese Weise geben die ergotherapeutischen (beschäftigungstherapeutischen) Strukturen in den Großkrankenhäusern immer wieder Anlaß für heftige Diskussionen innerhalb wie außerhalb dieser Einrichtungen. Ergotherapeuten (EThs) oder/und Beschäftigungstherapeuten (BThs) streiten sich untereinander, andere Berufsgruppen erfüllen inhaltliche Aufgaben, die durchaus zur ETh gehören. Nicht selten wird die Struktur in der Ergotherapie von anderen klinikinternen Faktoren bestimmt. Bspw. kommt es häufig durch die Stationen zu einer "flächendeckenden" Nutzung der ergotherapeutischen Leistung, was heißt, daß möglichst viele Patienten zur gleichen Zeit in die Abteilungen stürmen. Eine dem Therapieplan entsprechende Indikation findet sich nur allzu selten.

Auch der unterschiedliche Sprachgebrauch innerhalb der meisten Einrichtungen, auf der einen Seite Beschäftigungstherapie, auf der anderen Ergotherapie, zeigt das Konfliktfeld auf. Während der Begriff Beschäftigungstherapie (wer kennt nicht den scherzhaften Gebrauch) historisch gewachsen ist und vielerorts als ein Überbleibsel aus der sog. klassischen Psychiatrie gilt, tut man sich mit dem neuen Begriff Ergotherapie sehr schwer.

Nun kann es sicher nicht nur über einen neuen Namen zu einer Veränderung dieser Problematik kommen – wie heißt es so schön: "Name ist Schall und Rauch" –, entscheidend werden natürlich die Inhalte sein. Und um diese Inhalte scheint es, wenn auch nicht unmittelbar, so doch sicher mittelbar, tatsächlich zu gehen. Die Weiterentwicklung im Beruf der Ergotherapeuten und –nicht zuletzt – die für die Ausbildung maßgebenden Rahmenrichtlinien und entstandenen Curricula weisen auf eine sichtbare Veränderung der ergotherapeutischen Handlungsmöglichkeiten hin, die – wie so oft – der Praxis teilweise schon voraus sind. Letzteres gilt im Besonderen für den Bereich der Psychiatrie. Daraus ergibt sich die Erklärung für das oben genannte Spannungsfeld, das so gesehen eine Auseinandersetzung zwischen althergebrachtem Handeln (Festhalten) und innovativem Handeln (Bewegen) darstellt. In diesem Zusammenhang ist sicher auch die Frage angebracht, ob, von Seiten der Klinikleitungen, eine berufliche Profilierung – egal von welcher Berufsgruppe – überhaupt erwünscht ist.

Für junge ErgotherapeutInnen stellt sich so die Einstiegsphase in den Beruf als sehr schwierig heraus. In den Kliniken können sie nur zu häufig die ihnen zur Verfügung stehenden therapeutischen Möglichkeiten nicht nutzen. Nicht selten werden die Arbeitsstellen schnell wieder gewechselt. Für Personaleinstellungen verantwortlichen ErgotherapeutInnen oder zuständigen anderen Klinikmitarbeitern ist dieser Vorgang sicher nicht fremd. Manchmal führt dieses Dilemma sogar zur Gründung einer neuen Schule, um ergotherapeutischen "Nachschub" zu haben.

Diese für den klinischen Bereich typische Situation setzt sich auch im ambulanten Bereich, wenn auch unter anderen Vorzeichen, fort. Die weiter oben beschriebene Bewegung im komplementären gemeindenahen Bereich wirkt sich unmittelbar auf das Arbeitsgebiet von Ergotherapeuten aus. Es entstehen hier Arbeitsfelder, die sich nicht mehr unter den Anforderungsprofilen der klinischen Einrichtungen messen lassen. Für Ergotherapeuten bedeutet dies, sich unter einem wesentlich höheren Druck, als dies unter den trägen Veränderungszwängen einer Klinik notwendig wäre, über die neuen Arbeitsanforderungen klarzuwerden und sie umzusetzen. Leider fällt dies Ergotherapeuten (naturgemäß??) sehr schwer.

Ein ganz wesentlicher Aspekt scheint dabei das schwerpunktmäßig medizinisch orientierte Menschenbild der meisten ErgotherapeutInnen zu sein. Es ist bekannt, daß medizinische Denkmodelle in rehabilitativen Arbeitsbereichen meist eher hinderlich als nützlich sind. Dies erklärt sich dadurch, daß sie immer über die "Besonderheit" des Krankseins argumentieren, Behandlung in den Vordergrund stellen und damit die Herstellung von realistischen Arbeitssituationen meist erschweren. Genau hier liegt der Konfliktpunkt. Es muß zu klären sein, inwieweit es möglich ist, die Arbeitsinhalte so zu modifizieren und die durchaus nützlichen medizinischen Inhalte zu integrieren, ohne daß die Arbeit gleich den Kranksein- und damit Behandlungsaspekt in den Mittelpunkt rückt. Möglicherweise bedeutet dies, daß im rehabilitativen Bereich die Arbeit des Ergotherapeuten von der Grundhaltung geprägt sein sollte, sich am Arbeits-(trainings-)platz in der Zusammenarbeit mit dem Rehabilitanden möglichst wenig (arbeits-)therapeutisch zu verhalten (PHILIPPI 1992).
In diesem Zusammenhang ist es unbedingt notwendig, eine gemeinsame Begrifflichkeit zu entwickeln, um Mißverständnissen vorzubeugen. Was versteht man unter "Betreuen, Behandeln, Begleiten, Beschäftigen"? Vielleicht bieten dazu gerade diese neuen Arbeitsbereiche eher eine Chance, als dies in den klinischen Strukturen möglich ist.

Klar ist, schaffen es ErgotherapeutInnen nicht, eine berufliche Identität in diesen neuen Arbeitsbereichen zu entwickeln, ist damit zu rechnen, daß andere Berufsgruppen diese Aufgaben übernehmen werden.

Es wurde schon erwähnt, daß den Berufsfachschulen für Beschäftigungs- und Arbeitstherapie dabei eine große Bedeutung zukommt. Allerdings muß auch die Frage gestellt werden, ob die Schulen möglicherweise falsch oder praxisfern ausbilden. Ebenso wird die Frage wichtig sein, inwieweit in neue Inhalte altes bewährtes beschäftigungstherapeutisches Handeln integriert werden kann.
Bei dieser Auseinandersetzung kann und darf es nicht um die bloße Vermittlung von Methoden gehen. Allerdings wird man nachdenklich werden, wenn nach dem offensichtlich gescheiterten Orientierungsversuch über die Gestaltungstherapie sich jetzt der nächste "Boom" ankündigt und die sensorische Integration als psychiatrisch-ergotherapeutische Behandlungsmethode in aller Munde ist.

Es ist leider zu befürchten, daß diese Entwicklung nicht zu stoppen ist. Dies nicht zuletzt durch die Tatsache, daß einerseits die Unterrichtspläne bzw. die Kapazität der Ausbildung keine Möglichkeit für eine eigentlich notwendige ganzheitliche Ausbildung lassen und sich andererseits eine Methode besser bei den Krankenkassenverhandlungen verkaufen läßt.

Die neuen innovativen Impulse einfach zu negieren ist mit Sicherheit nicht mehr möglich. So macht das Zukunftsbild einer Fachhochschule Gesundheit unter Einschluß der Ergotherapie noch einmal mehr deutlich, wie notwendig die Auseinandersetzung um eine ergotherapeutische Perspektive in der Psychiatrie ist.

## Zum Band:

Neben der anfangs erwähnten Tagung der Ergotherapeuten in Hannover fand im Juni 1992 in Hamburg eine Tagung von Aha, einer Initiative für Information, Fortbildung und Entwicklung im Bereich medizinische und Arbeitsrehabilitation mit dem Titel "Zukunft der Arbeit, Zukunft der Arbeitsrehabilitation psychisch kranker Menschen" statt. Auch diese Tagung widmete sich der Einbeziehung der oben beschriebenen Aspekte von Bewegung für die zukünftige Weiterentwicklung innerhalb der arbeitstherapeutischen Arbeit.

Die wichtigsten Beiträge beider Tagungen sind in dem hier vorliegenden Band zusammengefaßt. So finden sich Beiträge zum Aspekt der Entwicklung der Arbeit der Zukunft und damit der Entwicklung des Ergotherapeuten der Zukunft (MARQUARD), zu den Bewegungen im Großkrankenhaus (HÄBERLE) und deren Auswirkungen auf die Arbeit von Ergotherapeuten (KÖHLER/SCHLICHT, VON DER BEECK und MONSEES). Der Darstellung von neuen Arbeitsfeldern außerhalb der klinischen Bereiche widmen sich drei weitere Beiträge. Die Bedeutung ergotherapeutischer Neurorientierung in Einrichtungen des komplementären Bereiches wird am Beispiel der Tagesstätten dargestellt (MAROTZKI/ROKAHR). Weitere Aufsätze beschäftigen sich mit neuen Arbeitsinhalten innerhalb der Psychosozialen Dienste (BEULE/DALHOFF/HÖTTEN) und einer Einrichtung der medizinisch–beruflichen Rehabilitation (PHILIPPI/DAHMEN)

## Literaturliste:

*Bungard, W./Kupke, S.:* Technischer Wandel und seine Konsequenzen für psychisch Kranke im Arbeitsleben. In: Sozialpsychiatrische Informationen, Heft 3/1991, Psychiatrie Verlag, Bonn

*Empfehlungen der Expertenkommission* der Bundesregierung zur Reform der Versorgung im psychiatrischen und psychotherapeutischen/psychosomatischen Bereich auf der Grundlage des Modellprogramms Psychiatrie der Bundesregierung. Bonn, Bundesminister für Jugend, Familie, Frauen und Gesundheit, 1988

*Haerlin, C.:* Brücken und Sackgassen zwischen Psychiatrie und Betrieb. In: Sozialpsychiatrische Informationen, Heft 3/1991, Psychiatrie Verlag, Bonn

*Prognos* (Rohrbacher/Schmidt): Demographische und ökonomische Entwicklungstendenzen zur Einschätzung der quantitativen und qualitativen Veränderung sozialer Probleme. In: Oppl, H. und Tomaschek, A. (Hrsg.): Soziale Arbeit 2000, Band 2; Modernisierungskrisen und soziale Dienste. Freiburg 1986

*Philippi, R.:* Küstershof Wunstorf. In: FREUDENBERGSTIFTUNG: Beiträge zur Grenzziehung zwischen berufsbezogenen Hilfen und therapeutischer Arbeit, Weinheim 1992

*Schwendy, A.:* Die Ausgrenzung der Schwachen in der Rehabilitation und wie wir sie verhindern könnten. In: Dörner, K. (Hrsg.): Lebenslänglich arbeitslos, weil minderwertig? Gütersloh, Verlag Jakob von Hoddis, 1985

*Weber P./Häberle G.:* "Positionspapier zur Situation der klinischen Arbeitstherapie in Niedersachsen" vorgelegt der niedersächsischen Fachkommission Psychiatrie (siehe Abschlußbericht der Kommission, Abschnitt C4). Tagesstrukturierende Hilfen, Rehabilitation, Beschäftigung und Arbeit, Institut für Entwicklungsplanung und Strukturforschung GmbH, Hannover 1992

*Weber, P./Häberle, G.:* Arbeit und Beschäftigung für psychisch Kranke.
In: Thom, A. und Wulff, E. (Hrsg.): Psychiatrie im Wandel, 1990, Psychiatrie Verlag, Bonn

*Wulff, E.:* Die Zweidrittel-Gesellschaft: Überarbeitsfähige, Arbeitsfähige und Minderwertige. In: Dörner, K. (Hrsg.): Lebenslänglich arbeitslos, weil minderwertig? Gütersloh, Verlag Jakob von Hoddis, 1985

# Aspekte einer ganzheitlichen Orientierung in der Arbeit mit behinderten Menschen

## Albrecht Marquard

### Vorbemerkung

Arbeit als Tätigkeit ist immer beides: sie ist lebendiger Prozeß, und sie führt gleichzeitig immer zu einem bestimmten Ergebnis, das uns mehr oder weniger befriedigt. Ich mache häufig die Erfahrung, daß wir auf das Ergebnis der Arbeit sehr fixiert sind, aber wie steht es um den Prozeß, über den sich Arbeit erstreckt? Wie aufmerksam sind wir gegenüber uns selbst, gegenüber anderen, gegenüber dem Gegenstand, dem Material unserer Arbeit? Manchmal habe ich eine Vision: dann sehe ich vor allem das Unfertige, noch nicht Abgeschlossene. Es ist noch lebendig, es kann noch scheitern. Diese Vision ist ein Lob des Noch–Nicht–Fertigen.

Zum Ergebnis fragen wir uns immer: was ist bei der Arbeit herausgekommen, was ist es geworden? Zum Prozeß können wir immer wieder fragen: wie ist es gerade jetzt? Und dann...? Und dann...? Im Spiel von Kindern ist noch sichtbar: es kommt nicht so sehr darauf an, was dabei herauskommt!

In sozialen Veränderungen sind häufig die "Jungen" und "Ungeduldigen" der Motor, der aber oft genug gehemmt wird: durch Institutionen, durch eingespielte Routinen, durch Angst, sich zu behaupten und eine eigentlich gute Idee laut zu vertreten und dafür nachhaltiger zu werben. Wie sagt Ilona Kickbusch in einem Beitrag, der sich besonders auch um die Entwicklungschancen des Arbeitstyps bemüht, der nicht mit der Produktion von Sachgütern befaßt ist – der also Pflege– und Betreuungsprozesse und damit eben die Position der Helfer in der Zukunft abklopft? "Wir bewegen uns auf etwas zu, was wir uns noch nicht vorzustellen vermögen."

# I Bemerkungen zur Zukunft der Arbeit – mögliche Konsequenzen für die Ergotherapie

Wie kann man sich nun ein Bild von der Arbeit heute machen? Eigentlich müßte man von "Zukünften der Arbeiten" sprechen, denn gibt es die Arbeit? Es gibt: die "offizielle" Arbeit, die Schwarzarbeit, die Schattenarbeit, inzwischen Schonarbeit, geschützte Arbeit (in den Werkstätten). Und es ist vom geteilten Arbeitsmarkt die Rede.

Die heutige Form der produktiven, also herstellenden Arbeit geht, wie wir wissen, hervor aus der Entwicklung der Industrialisierung und der Fabrikarbeit. In der Zeit davor gab es im wesentlichen nur Handwerk und Landwirtschaft. Im Laufe dieser Entwicklung der Industrie–Arbeit wurde etwas anderes aus dem, was bis dahin Arbeit war, herausgelöst und abgetrennt: das waren die "unproduktiven Arbeiten" im Haushalt, in der Familie, bei Pflege und Betreuung Alter, Kranker, Behinderter. Es hat sich der Dienstleistungssektor entwickelt, von dem wir heute ein Teil sind: die personenbezogene Dienstleistung. Wir haben vor allem mit Menschen und der Arbeit mit und an ihnen zu tun.

Gesellschaftliche Arbeit bzw. der Arbeitsmarkt ist abhängig von einer Vielzahl von Einflußfaktoren und Verflechtungen: es besteht nicht nur eine internationale Arbeitsteilung mit Kapital–Bewegungen und –Konzentrationen in großem Stil, der Nord–Süd–Konflikt, zunehmende und sich verschärfende Probleme im Bereich von Umwelt und Ökologie, eine umfassende Entwicklung im Technologie–Sektor, sondern auch eine stetig wachsende Produktivität.

Wenn man die Entwicklung der Arbeit über die letzten 200 Jahre überblickt und die unglaubliche Zunahme der Entwicklungsgeschwindigkeit in Bezug auf die Arbeit in die Zukunft verlängert, muß man alle Phantasie aufwenden, um sich vorzustellen, zu welchen Ergebnissen diese Entwicklung in den nächsten zehn Jahren führen wird. Sagt man doch, im Bereich der Computerentwicklung würden bereits zwei Jahre ausreichen, um hier den Anschluß zu verlieren. Noch vor einer Generation reichte eine berufliche Ausbildung im Durchschnitt für ein ganzes Menschenleben.

Der Aspekt der Entwicklung der Arbeit läßt natürlich die Frage aufkommen: in welche Richtung verändert sich die Arbeit? Gibt es überhaupt eine einheitliche Entwicklungslinie? Zweifel daran sind berechtigt. Ist es da nicht besser, danach zu fragen, wie sich solche Bereiche des Arbeitsmarktes entwickeln, die für den Bereich der Ergotherapie relevant sein könnten? – Aber welche wären das im Hinblick auf die Gruppe der psychisch behinderten Menschen?

Vor allem ist zu fragen: vor welche Aufgaben werden die Ergotherapeuten gestellt, die sich in ihrer eigenen Arbeit auf diese veränderte "Arbeit der Zukunft" einstellen wollen? Welche Rückwirkungen kann eine solche Einbeziehung der zukünftigen Entwicklung bereits auf die gegenwärtigen Anforderungen haben, mit denen sich Ergotherapeuten auseinandersetzen müssen? Oder wir können auch fragen: Was soll Arbeitsrehabilitation leisten, damit das Ziel – hinzuwirken auf eine Eingliederung der psychisch Kranken in eine Gesellschaft, in der es zur Normalität gehört, in Arbeitsprozesse integriert zu sein – erreicht bzw. ein Beitrag dazu geleistet werden kann? Zu einer allgemeinen Einschätzung von Entwicklungstendenzen der gesellschaftlichen Arbeit will ich einige Eckpfeiler ansprechen, die offensichtlich diese Entwicklung charakterisieren. Dabei beziehe ich mich auf eine Arbeit, die besonders den technischen Wandel berücksichtigt. Die Autoren stellen sechs Entwicklungstendenzen heraus:

a) *Technologien ersetzen Menschen:* diese Tendenz ist, vor allem aufgrund des damit verbundenen Selektionsmechanismus, verbunden mit der Erhöhung der Anzahl psychisch Kranker. Sie verschlechtert auch die Rehabilitationsmöglichkeiten dieses Personenkreises auf dem allgemeinen Arbeitsmarkt.
Als Konsequenz dieses Entwicklungszuges ist es notwendig, nach neuen Wegen und Möglichkeiten der Beschäftigung psychisch Kranker/Behinderter zu suchen. Hierbei weisen Firmen für psychisch Kranke einen Weg in eine sinnvolle Zukunft.

b) *Die Schnittstelle Mensch/Maschine ändert sich:* dies eröffnet Möglichkeiten für die Entkopplung von bisher festgelegten Schrittfolgen im Produktionsprozeß und eröffnet bessere Möglichkeiten zur Gestaltung flexibler Arbeitsverhältnisse und eine Individualisierung von Arbeitsstrukturen – die natürlich anderseits auch nachteilige Folgen – vor allem der sozialen Isolierung – haben kann. In jedem Fall erfordert dies bei der Eröffnung von Chancen für psychisch behinderte Menschen eine qualitativ gute Betreuung am Arbeitsplatz.

c) *Die Arbeitsorganisation wird umstrukturiert:* Dezentralisierung und Matrixorganisation sind hier Stichworte. Die funktionale Vernetzung von Arbeitsbereichen und der Abbau der Arbeitszergliederung erschwert aber die Beibehaltung von "schützenden Nischen" für Behinderte. Notwendige Umstellungsprozesse müssen sowohl qualitativ fachlich als auch sozial gut vorbereitet und begleitet werden. Neue Aufgaben und Rollen müssen klar definiert und für alle Beteiligten durchschaubar sein. – Dies ist eher mit der Zunahme psychischer Beanspruchung verbunden.

d) *Zunehmende Bedeutung von Team-/Gruppenarbeit:* die gegenseitige Abhängigkeit im Team stellt höhere Anforderungen an die Kommunikationsfähigkeit der Beschäftigten. Diese Tendenz wird dazu führen, daß sich Arbeits-Teams psychisch Behinderte "nicht mehr leisten" können. Die Reintegration in solche Gruppenstrukturen wird eher schwieriger.

e) *Veränderte Aufgabenstellung für Führungskräfte.* Die beschriebenen Veränderungen der Arbeit erfordern veränderte Formen der Personalführung. Der neue Führungstyp muß über ein höheres Maß an sozialer Kompetenz verfügen. Psychisch Kranke erschweren aber in jedem Fall die Koordination der sowieso unter Produktionsbedingungen komplexen Teamarbeit.

f) Veränderte Mitarbeiter-Qualifikation: Die Kurzlebigkeit der beruflichen Qualifikation macht es notwendig, der kontinuierlichen Qualifizierung einen hohen Stellenwert zuzuweisen. Dies erschwert die Reintegrationsmöglichkeiten für psychisch Kranke weiterhin.

Was sind nun Konsequenzen aus dieser Entwicklung auf dem Arbeitsmarkt für psychisch Kranke? Anforderungen und Belastungen verschieben sich folgendermaßen:

- Aufgrund der Veränderungen der Belastungsstrukturen (Bedeutungszunahme der kognitiven, aber auch sozialen Qualifikationen) wird das psychische Erkrankungsrisiko eher gefördert. Damit wird auch die Reintegration psychisch Kranker eher erschwert;

- eine differenzierte Diagnose der Fähigkeiten und Fertigkeiten, also Stärken und Schwächen ist notwendig, damit aber auch eine möglichst genaue Kenntnis der Arbeitsanforderungen. Über- und Unterforderung muß vermieden werden;

- eine psychosoziale Betreuung am Arbeitsplatz ist aufgrund der beschriebenen Risiken umso mehr erforderlich. Denn in der Summe bedeuten neue Techniken und die damit einhergehenden Anforderungen: Kontrollverlust für den einzelnen, höhere Integrationsanforderungen an Individuum und Organisationen, psychischen Streß, erhöhte Kommunikationsanforderungen in Gruppen, in der Konfliktregelung, in der Selbststeuerung, im Bereich der Motivation u. ä.

Insgesamt gilt also: Für die Gruppe der psychisch Kranken sind die Veränderungen der Arbeit – zumindest unter dem Aspekt des technischen Wandels – mit der fatalen Konsequenz verbunden, daß genau die sich aus der immanenten Entwicklung der Arbeit ergebenden Leistungen von ihnen nicht erbracht werden können.
Nun sind diese Kennzeichnungen der Arbeit bzw. Ursachen für veränderte Anforderungen auf dem Arbeitsmarkt das eine. – Zu fragen ist, ob der Bereich der Ergotherapie, insofern sie – eine wesentliche ihrer Aufgaben – eben auch eine Hin- bzw. Rückführung psychisch Kranker auf den allgemeinen Arbeitsmarkt sein will, überhaupt über Möglichkeiten verfügt, sich auf diese veränderten Anforderungen einzustellen. Ich denke, die Ergotherapie kann in Anbetracht dieser Situation ihre Kräfte nur bündeln und dann gezielt einsetzen. Das muß heißen: sie muß sich einen Überblick verschaffen über den Arbeitsmarkt der jeweiligen Region

und dessen Entwicklungstendenzen beobachten und einen Fokus darauf richten, welche Möglichkeiten sich aus den konkreten Bedingungen ergeben können. Erst die mühsame Analyse dieser Bedingungen kann realistische Chancen eröffnen, an integrationsförderlichen Bedingungen für den Personenkreis der psychisch Kranken zu arbeiten. Die Voraussetzungen selbst müssen erst geschaffen werden.

## II Zur Situation der Ergotherapeuten

An nächster Stelle will ich einen kurzen Blick auf die Situation der Ergotherapeuten werfen und fragen: welches Berufsbild und welches berufliche Selbstverständnis haben sie, da sie mit dieser Anforderung konfrontiert werden, die sich aus Arbeitsmarkt und umgebender Gesellschaft ergibt. In einer kleinräumigen Untersuchung haben Thole & Steier anhand von 54 Aufsätzen das Selbstverständnis von Absolventen des Ausbildungsganges zum Ergotherapeuten ermittelt. Sie stellten folgendes Thema: "Die Arbeits- und Beschäftigungstherapie befindet sich im Umbruch. Sie kann aus Sicht der handwerklichen Tätigkeit, der medizinischen Behandlung oder des sozialtherapeutischen Handelns beurteilt werden. Welche dieser drei Sichtweisen ist Ihrer Ansicht nach geeignet, die Ergotherapie als eigenständige Therapieform zu begründen?" (ebd. S. 260).
Die Ergebnisse gliedern die Autoren wie folgt:

| Modell des Selbstverständnisses | 54 Aufsätze |
|---|---|
| 1– Handwerkszentristisches Selbstverständnis | 6 Nennungen |
| 2– Integrierender Handwerkszentrismus | 7 N |
| 3– medizinischer, nicht-ärztlicher Heilberuf | 1 N |
| 4– Fachspezifisch differenter Begründungsversuch | 12 N |
| 5– Organisches Miteinander | 18 N |
| 6– Sozialtherapeutisches Selbstverständnis | 10 N |

Ohne auf eine differenziertere Unterscheidung und Abgrenzung der oben genannten Modelle ergotherapeutischen Handelns näher einzugehen, läßt sich doch sagen, daß im Grunde drei Gruppen bzw.

Typen des Selbstverständnisses vorliegen:

1. Wir sind Handwerker (Typ 1 und 2; 13 Nennungen).
2. Wir sind von dem abhängig, was um uns herum geschieht (Typ 4 und 5; 30 Nennungen).
3. Wir sind Sozialtherapeuten (Typ 6; 10 Nennungen).

Die Autoren kommen zu der Auffassung, Ergotherapeuten hätten tendenziell ein "unklares, inhaltlich nicht eindeutig umrissene(s) Berufsbild"; ein Problem sei "die ungeklärte Identität der Ergotherapie" (ebd. S. 260). Sie ziehen aus ihrer Analyse im wesentlichen zwei Schlußfolgerungen: "Es könnte sein, daß die 'falschen' Bilder von der Ergotherapie nicht auf Unwissenheit der anderen [Berufsgruppen] beruhen – daß sie vielfach das Ergebnis der Selbstdarstellung dieser Berufsgruppe [selbst] sind". Und: "Wir müssen befürchten, daß sich die Ergotherapie auch unter Praktikern als medizinischer Hilfsberuf versteht – ein Selbstverständnis, das Autonomie nur randständig zuläßt". (ebd. S. 263) Sie schlagen vor, die Ergotherapie "müßte darauf bedacht sein, sich in Kooperation und Absprache mit den pflegerischen, medizinischen und / oder psychotherapeutischen Versorgungs- und Behandlungsformen zu entfalten" (ebd.).

Diese Charakteristik eines unscharf gefaßten Selbstbildes in einem nicht sehr eindeutig definierten Berufsfeld läßt sich weiter belegen: Spricht man mit den Praktikern der Ergotherapie, so tauchen häufig – manchmal geradezu archetypisch wirkende – Bilder auf: es ist vom Graben, von der Krake die Rede, vom Netz, in dem man sich verfangen und aus dem man sich nur mit Mühe wieder befreien kann. Was sind praktische Themen und Probleme? Die Verständigung spielt eine erhebliche Rolle: zwischen "Alten" und "Neuen" innerhalb der Gruppe der Ergotherapeuten selbst; zwischen unterschiedlichen Richtungen und den damit verbundenen Selbst- und Rollenverständnissen; auch zwischen Angehörigen unterschiedlicher Disziplinen (Ärzten, Psychologen, den psychosozialen Praktikern, den eher mit der Integration in den Arbeitsprozeß befaßten Kollegen). Es gibt unterschiedliche gesellschaftliche Definitionen von Gesundheit und Krankheit, die sich oft erst im konkreten Handeln niederschlagen. Im Alltag der ergotherapeutischen Arbeit in Institutionen steht häufig der Einfluß der Hierarchie gegen die Prozeß-Orientierung der Ergotherapeuten. Sich auf einen Prozeß mit Klienten einzulassen bedeutet oft, sich selbst nur schwer in diesem Prozeß abgrenzen zu können. Das Bild der Krake beschreibt den für den Klienten wenig förderlichen Hang der Professionellen, sich in "alles einzumischen", es bezieht sich aber auch auf die Frage der Zuständigkeit und Verantwortung für das, was mit psychisch Kranken geschieht. Wie weit soll Klinik oder psychosoziale Betreuung gegenüber dem Arbeitgeber als Berater auftreten? Was ist mit Personen- und Datenschutz? Besteht nicht die Gefahr, daß "über" den Klienten verhandelt, statt daß er einbezogen wird?

Welche Anforderungen stellt die Aufgabe der Vernetzung von Leistungen, der Begründung von Maßnahmen? Welche Kommunikationsanforderungen stellt es, diesen rehabilitativen Prozeß zu begleiten? Wie kommen Entscheidungen zustande, die menschliche Lebensvollzüge betreffen? Treten doch Helfer an mit dem Anspruch, Entwicklungen zu fördern, sie wollen "das Beste" für den Klienten. Sie wollen Desintegration aufheben, Hilfe zur Selbsthilfe leisten.

Ich möchte das bisher vorgetragene in einer These zusammenfassen, die mir Sinn zu machen scheint: Die Ergotherapie als Arbeitsfeld hat eine Begründung weniger aus sich selbst heraus. Wie wir an den Überlegungen zum unterschiedlichen Selbstverständnis (vgl. Thole & Steier) gesehen haben, kann das konkrete Tätigkeitsfeld mal dies, mal das sein. Vielmehr hat die Ergotherapie ihre spezifische Begründung insofern, als sie aus der Zusammenarbeit, aus der Verbindung unterschiedlicher Perspektiven (der medizinischen, der "handwerklichen", der arbeitsorientierten, der sozialtherapeutischen, der psychosozialen etc.) sich selbst einen Zweck definiert, den sie in Kooperation mit anderen umsetzt. Das würde bedeuten, sie hat für den Rehabilitationsprozeß psychisch Kranker eine integrierende, nicht eine additive Funktion. Sie arbeitet nicht am, sondern mit dem Klienten. Sie bezieht den Klienten mit ein in der Verfolgung ihrer prozeßorientierten Zielsetzung. Sie ist bemüht, Arbeit selbst zu einem Integrationsmedium zu machen, den psychisch Kranken also nicht erst auf eine "noch in der Ferne" liegende Arbeit hinzuführen.

## III Einblendung: Untersuchungsergebnisse aus einem verwandten Berufsfeld

Wir haben an der Universität Hamburg eine Untersuchung zu Arbeitsbedingungen und Arbeitsbelastungen der Betreuer in der stationären Behinderten–Hilfe durchgeführt. Einige wenige, gleichwohl in diesem Zusammenhang interessierende Ergebnisse will ich hier zitieren. Denn ich vermute, daß ähnliche Verhältnisse auch bei Ihnen als "Dienstleistern" im Rahmen der Ergotherapie eine Rolle spielen:

(1) Das erste wichtige Thema betrifft die Ausbildung. Auch eine gute Ausbildungkann nicht vorwegnehmen – und also nicht angemessen berücksichtigen – welche Anforderungen tatsächlich mit der späteren konkreten Arbeit im Alltag verbunden sind. Es ist ein "training on the job", eine sehr viel stärkere Reflexion des Handelns im Alltag notwendig, als es vielfach geschieht, einfach weil nur im Alltag die Bedingungen bestehen, die spezifische Anforderungen begründen. Dafür müssen Voraussetzungen vorhanden sein. Wir haben gefunden, daß häufig das dafür erforderliche Verständnis, eine "kulturelle Klammer", in den Einrichtungen noch fehlt.

(2) Der Einfluß der Hierarchie hemmt eine freie, zweckmäßige Gestaltung vieler Abläufe und die Chance zur Erarbeitung von notwendigen Problemlösungen. Häufig ist die selbständige horizontale Kommunikation – zu Nachbarabteilungen, "Experten" und "Spezialisten" – durch die traditionelle Regel, vertikal, also jeweils über den eigenen Vorgesetzten zu kommunizieren, versperrt.

(3) Es gibt zuwenig Raum für die Entwicklung interdisziplinärer Konzepte, die auf den bestehenden Bedarf im Bereich der Betreuung eingehen. Im Rahmen der Wohngruppenbetreuung führt das dazu, daß an vielen Stellen "gewurschtelt" wird. Das führt zu erheblichen Reibereien und letztlich auch zu psychischen Belastungen der Betreuer – und ich kann mir vorstellen, daß es Ihnen als Ergotherapeuten bei der Suche nach dem "richtigen Weg" häufig ebenso geht.

(4) Es existieren so viele Fragen und unterschiedliche Aufgabenbereiche im Alltag, die nicht durch institutionelle Vor-Regelungen geklärt werden können, gleichzeitig aber ein festes Setting von Vorschriften, Regeln, Traditionen, informellen Absprachen, eingespielten Gewohnheiten, "selbstverständlichen" Erwartungen etc., daß in sehr vielen Fällen der einzelne nur einen häufig unscharfen, diffusen Handlungsspielraum zur Verfügung hat. Meist weiß er sehr viel besser, was er nicht tun soll, als daß ihm klar ist, wie weit er in spontan sich entwickelnden Alltagssituationen in seinem Handeln gehen kann. Er ist unsicher. Er hat Angst vor Fehlern. Es besteht nicht sehr viel Vertrauen zwischen den einzelnen, den Kollegen, zu anderen Berufsgruppen, innerhalb der Linie nach "oben", zur Leitung.

(5) "Hauptsache, der Laden läuft" – das ist nur zu oft eine Maxime, über der die Betreuungsarbeit "koordiniert" wird. Die Devise des "alle machen alles" führt zum Ergebnis der "Wurschtigkeit", die das Arbeitsklima nachhaltig färbt. Verantwortung mag unter derart unklaren Bedingungen kaum jemand übernehmen. Jeder überläßt dem anderen "seinen" Stil – man "redet sich eben nicht gegenseitig in die Arbeit".
Aber es muß in der Arbeit mit Menschen in besonderer Weise darum gehen, Inhalte und Formen der Arbeit mit Hilfe von Kompetenz, Professionalität, Engagement und Verantwortlichkeit zu entwickeln und zu erhalten. Im Bereich fachübergreifender Disziplinen, wie es die Ergotherapie nun sicher ist, muß das auch bedeuten, diese Begriffe interdisziplinär zu füllen, die Tätigkeit von Teams entsprechend zu gestalten. Dazu gehört immer wieder Gelegenheit und Bereitschaft zur Reflexion.

## IV Wie kann "ganzheitliche Orientierung" in der Ergotherapie aussehen?

Diese Betrachtung zur Situation der Ergotherapeuten könnte man nun weiterführen und konkrete Tätigkeitsfelder einbeziehen: Wie ist ihre Stellung in Fachkliniken, in der beruflichen Rehabilitation, möglicherweise in Betrieben und pädagogischen Arbeitsfeldern? Ich will mich im weiteren jedoch konzentrieren auf die Frage, wie in der Arbeit mit behinderten Menschen eine ganzheitliche Orientierung aussehen kann, die nicht nur für den einzelnen Ergotherapeuten, sondern für die Funktion der Ergotherapie gültig sein kann.

Wo immer Arbeitsrehabilitation stattfindet, spielt sie sich zwischen Menschen in konkretem Umfeld, in einem zeitlichen Kontext ab. Es findet eine Begegnung statt. Wie kann diese Begegnung nun förderlich wirken im Sinne eines Ziels? Wie kann die Arbeit so gestaltet werden, daß der Prozeß der Arbeitsrehabilitation einen günstigen Verlauf nimmt? Denn kompliziert ist es – wie wir bisher gesehen haben – ja schon ausreichend.

Ich will einige Leitsätze formulieren, die als Orientierung für die Ergotherapie dienlich sein können:

∗ *Helfer wollen "das Beste für den Klienten"* – aber häufig werden notwendige eigene Bedingungen und Bedürfnisse darüber nicht ausreichend thematisiert:
– Der Ergotherapeut soll sich klar werden über die Bedingungen, die das "Beste" für ihn sind: Was braucht er, um selbstverantwortlich und in vertrauensgeleiteter Kooperation mit anderen arbeiten zu können?
– Er kann den Klienten nur stützen, ihn in seinen Rehabilitationsprozeß fördern, wenn er sich selbst in seinen Absichten ernst nimmt und wenn er das Empfinden hat, er werde seinerseits von anderen ernst genommen.

∗ *Arbeit in Institutionen findet immer statt in einem Feld mit hoher Komplexität:* Es gibt Erwartungen, Ansprüche, Anforderungen, die häufig widersprüchlich sind. Es gibt Ambivalenz: Gerade in der Rehabilitation steht man einerseits unter Erfolgsdruck – will aber auch dem Klienten "seine Zeit" geben. Wir haben in unserer Untersuchung häufig gefunden, daß Vorgesetzte ambivalent beurteilt werden: Sie sollen die Arbeit unterstützen – aber als "Kontrolleure", die sie auch noch immer sind, läßt man sie nicht gern "in die eigenen Karten" schauen. Das man sie nicht gern "in die eigenen Karten" schauen. Das schafft Vertrauensprobleme. Und es gibt – häufig eher unterschwellig – Ängste und Tabu-Zonen, Fremd- und Selbstbilder, Hierarchie, Interessen, Machtgefälle, Konkurrenz – alles dies kann für den einzelnen dazu führen, sich zurückzuziehen. Diese Klima-Bedingungen erzeugen Streß – und Streß ist immer eine Form der Isolation und Belastung.

- Der Ergotherapeut kann seine Arbeit nicht erfolgreich als einzelner, in der "Isolation" verrichten; deshalb soll er sie aufheben: Wo und was ist das Gemeinsame in der Arbeit mit anderen? Wo ist eine über-individuelle Idee/Vision, ein Konzept über die ergotherapeutische Arbeit? Wie kann sie konkret entstehen? Dazu müssen sich die einzelnen verbinden. Das muß aus freien Stücken geschehen. "Konzeptarbeit" läßt sich nicht "verordnen" – genauso wenig, wie sich Kreativität auf Befehl einstellt.
- Er soll seine Erfahrungen austauschen und eine "kommunikative Kultur", wie er sie für seine Arbeit braucht, entwickeln und unterstützen.
- Es gibt in der Arbeit mit Menschen nicht den "one best way". Auch dies erfordert, daß man den Austausch, die Diskussion sucht – also Öffnung.

\* *Ganzheitlichkeit:* Sie ergibt sich nicht als Ergebnis einer Analyse im Kopf, sondern aus der immer wieder herzustellenden Verbindung unterschiedlicher Perspektiven. Ganzheitlichkeit entsteht durch das Einbeziehen von Unterschieden. Sie muß in der Kommunikation erarbeitet werden und erfordert professionellen Austausch von Erfahrungen und Wahrnehmungen mit dem psychisch Kranken. Umfassende Handlungsansätze und -perspektiven ergeben sich dann häufig ohne große individuelle Anstrengung.
- Ganzheitliche Ansätze sind nur möglich über die Offenheit, mit der unterschiedliche Aspekte, Wahrnehmungen und Annäherung in die eigene Tätigkeit integriert werden.

\* *Autonomie und berufliche Professionalität.* In der Praxis findet man häufig die Klage: wir werden (z. B. durch die Leitung) zuwenig unterstützt.
- Autonomie erwächst aber zuerst aus dem eigenen Ernst-

Nehmen und Vertreten des eigenen Weges, der eigenen Vorstellung. Sie erwächst nicht daraus, daß man anderen zuweist, die eigene Kompetenz zu erkennen und entsprechende Handlungsmöglichkeiten und Spielräume zuzuweisen.

* *Bedeutung eines Konzeptes, besser einer Vision:* Ohne eine faßbare Vorstellung vom eigenen Tun ist jedes konkrete Handeln außerordentlich erschwert. Handeln braucht Perspektive und Sinngebung. Auch in der Ergotherapie ist ein realitätsbezogenes Konzept fruchtbar – aber es muß entwickelt werden. Es kann nicht von anderen als den Ergotherapeuten selbst formuliert werden. Es kann auch nicht durch den einzelnen entstehen: es kann nur in der professionellen Gemeinschaft, im Austausch, im Ernst-Nehmen der eigenen Wahrnehmungen und Einschätzungen erwachsen.
- Die Ergotherapeuten müssen – wenn sie sich ein eigenes Profil geben wollen – bereit sein, im offenen Austausch mit anderen daran zu arbeiten.

* *Die Arbeit mit Klienten in der ergotherapeutischen Praxis hat zuerst mit "Leben" zu tun* – sie ist ganz konkret und muß sich auf den einzelnen Klienten einstellen – aber jeder von ihnen ist anders. Sie muß eine Perspektive, seine Geschichte, seine Möglichkeiten, seine Bedürfnisse und Fähigkeiten aufnehmen. Sie soll ihn nicht "begrenzen" – aber sie soll auch nicht "zu therapeutisch" daherkommen. Sie soll die Arbeit mit ihm nicht "individualisieren".
- Die Ergotherapie wird den Klienten ernstnehmen in dem, wie er ist. Sie wird ihn so wahrnehmen, wie und was er ist – und nicht ihn nur so annehmen, wie sie ihn gerne hätte.

* *Ganzheitlich handeln heißt, authentisch handeln:* was ist für mich – hier und heute – plausibel und angemessen? Das erfordert Vertrauen in die eigene Kompetenz und Vertrauen in die Beziehung zu anderen, zu Kollegen, Vorgesetzten, letztlich zur Organisation, in der man tätig ist.

* *Erwartungen anderer – sowohl vermutete als auch explizite – soll der Ergotherapeut nicht ungeprüft übernehmen, sondern mit den eigenen Vorstellungen, Wahrnehmungen und zielorientierten Kriterien abklären.* Erst dann, gegebenenfalls, kann er sie als Anregungen in sein eigenes Arbeitsverständnis integrieren.

* *Wenn man etwas erreichen will, muß man nach außen treten:* die eigenen Vorstellungen und das Arbeitsverständnis für sich selbst klären, in den Diskurs mit Kollegen und in interdisziplinären Diskussionen eintreten. Das bedeutet auch, ins gesellschaftliche Umfeld einzutreten, Kontakte zur Gemeinde, in die Region, zu potentiellen Arbeitgebern aufzubauen, Aufklärungs- und Informationsarbeit zu betreiben – also auf den Arbeitsmarkt offensiv zuzugehen.

Nun mögen Sie einwenden: diese Hinweise zu ganzheitlicher Orientierung beziehen sich vor allem auf das Selbstverständnis und wenig auf die Klienten. Aber auch hier gilt: Die Umsetzung gesellschaftspolitischer Zielsetzung ist vor allem dann umsetzbar, wenn es den Angehörigen einer Profession gelingt, ein übergeordnetes, gemeinsames Verständnis der eigenen Rolle und Funktion zu entwickeln, durch das sie getragen werden. Einzelkämpfertum führt über kurz oder lang eher zur individuellen Vereinzelung und Erschöpfung als zur erfolgreichen Umsetzung von Ideen und Vorhaben. Deshalb ist Verbindung zu anderen entscheidend: der Austausch von Wahrnehmungen und Erfahrungen, die Kommunikation über Fach- und Disziplin-Grenzen hinweg, die Diskussion über Entwicklungs-Perspektiven, die über den aktuellen Tagesbedarf hinaus Ansätze darstellen können, die für die Gestaltung einer wünschbaren Zukunft im eigenen Arbeitsbereich notwendig sind. Erforderlich sind sie auch, um sich selbst zu verorten, die eigenen Absichten immer wieder zu reflektieren, nicht in Routine und (zu) eng umgrenzten Spezialaspekten des eigenen Berufsfeldes sich selbst zu beschränken.

Aus diesen Überlegungen ergeben sich einige grundsätzliche Anregungen für das eigene konkrete Arbeitsfeld:

- Welche Diskrepanzen ergeben sich für mich aus meinem ursprünglichen Verständnis meiner Arbeit und der eingespielten Praxis, die ich vorfinde?

- Was muß ich klären, um zu einer zweckvolleren und befriedigenderen Zusammenarbeit mit anderen Abteilungen und Fachdiensten zu kommen?

- Wie und wem genüber stehe ich in "falschen Erwartungen" und "falschen Verpflichtungen"?

- Wie kann ich mich in meinen Absichten, Plänen und Vorhaben besser unterstützen?

- Mit wem kann ich "Koalitionen" eingehen, um eine mir sinnvoll erscheinende Initiative weiter zu verfolgen?

- Wo kann ich mich mehr öffnen, um in einen mir wichtig erscheinenden Gedankenaustausch einzutreten?

Meine Vision ist: Die Arbeit wieder mehr an ihrem Prozeßcharakter zu orientieren. Das gilt für die Arbeit des Ergotherapeuten mit Klienten, aber auch für diejenige Arbeit, die im Rahmen der psychosozialen Rehabilitation zusammen mit anderen Professionen verrichtet wird. Arbeit hat etwas mit Lust zu tun. Ich denke, wir können und müssen bereit sein, "Arbeit" als Medium unserer Arbeit dafür zu öffnen. Und manchmal können wir von psychisch Kranken gerade hier auch etwas lernen.

# Klinische Arbeitstherapie im Wandel

## Eine sehr subjektive Sicht

## Gerhard Häberle

Wenn Sie den Begriff Arbeitstherapie hören, denken Sie wahrscheinlich – nicht immer, aber hoffentlich immer öfter – auch an die Arbeitstherapie im psychiatrischen Landeskrankenhaus. Stellen Sie sich vor: Ein ganz normales Landeskrankenhaus. Dort gibt es auch eine Arbeitstherapie – und keiner geht hin!
Wird so die Zukunft der Arbeitstherapie im Psychiatrischen Landeskrankenhaus aussehen?

Mit dieser Frage möchte ich mich heute beschäftigen.

Brauchen wir überhaupt eine Arbeitstherapie im Krankenhaus? Oder sollten wir diese Aufgabe lieber Fachleuten außerhalb der Klinik überlassen? Oder sollten wir – angesichts der Misere auf dem allgemeinen Arbeitsmarkt – lieber versuchen, Programme für ein Leben ohne Arbeit zu fördern?

Wie kam es dazu, daß psychiatrische Kliniken "Arbeit" mit in ihr Behandlungskonzept aufnahmen?

## Die Idee

Die Idee – Ideen konstruieren immer auch Wirklichkeiten und Wirklichkeiten erzeugen Ideen – die Idee, daß Arbeit wichtig für das menschliche Leben sei – ist nicht gerade neu.
Jahoda hat dies in einer wichtigen soziologischen Arbeit in den 30er Jahren nochmals auf den Punkt gebracht.
Simon hat diese Idee auch für psychiatrische Patienten entdeckt –

er gilt ja allgemein als Begründer der systematischen Arbeitstherapie. Gleichwohl wissen die Fachleute, daß die Geschichte der Arbeitstherapie oder zumindest einer Idee dessen bis weit vor Christus zurückreicht.

Die Beobachtung, daß Arbeit oder zumindest tagesstrukturierende Beschäftigung ein wesentlicher Bestandteil psychiatrischer Behandlung sein kann, ist nicht neu.
Die Geschichte und auch die Geschichte der Veränderungen der Arbeitstherapie besonders Ende der 60er und zu Beginn der 70er Jahre ist ja bekannt.
Damals waren sowohl therapeutische Überlegungen als auch wirtschaftspolitische Visionen Gründe für Veränderungen.

Weg vom Erbsenzählen war damals das Schlagwort. Gleichzeitig wurde versucht, therapeutische Überlegungen über die wirtschaftlichen Interessen und Notwendigkeiten der Arbeit von Patienten in den Betriebsbereichen einer Klinik zu stellen. Im Klartext: Die Vision der Ausbeutung wurde deutlich und diskutiert.

Industrielle Arbeit zog in die Kliniken ein. Mit zunehmender Aufnahme industrieller Fertigung beziehungsweise industrieller Kleinstproduktionsstätten – oftmals mit der Idee, ein möglichst realitätsnahes Abbild der Außenwelt in psychiatrischen Kliniken zu schaffen, geriet aber auch – zwar nicht immer, aber oft – die andere Seite in den Blick:
Mit Bedauern wurde später dann oft festgestellt, daß z. B. auch Gutshöfe und landwirtschaftliche Betriebe der Industrialisierung der Kliniken zum Teil zum Opfer gefallen waren.
Der Verzicht auf Arbeitsplätze in den verschiedenen Betriebsbereichen eines Krankenhauses bedeutete eine Verarmung der Vielfalt von Arbeitsanforderungen.
Gleichzeitig wurden Stimmen laut, wie: Industrielle Arbeit macht krank. Dies wurde auch oder sogar besonders von vielen vertreten, die noch nie an einem Fließband in Aktion tätig waren. Auch dann wieder die Diskussion über Ausbeutung.

Daß in unserer Arbeitsgesellschaft das Risiko, seelisch krank zu werden, sowohl mit Arbeit als auch ohne Arbeit steigen kann, ist in psychiatrischen Kreisen inzwischen alltägliche Einsicht. In Zeiten der Vollbeschäftigung liegt das Augenmerk eher auf dem ersten Aspekt, in Zeiten chronischer Unterbeschäftigung und Arbeitslosigkeit eher auf dem zweiten Aspekt.

Damals war eher Vollbeschäftigung.

## Die Sackgasse

Das Dilemma war perfekt.
Und – wie könnte es anders sein – der Ruf nach Kreativität wurde laut. Er war mächtig und allgegenwärtig verkürzt. Der Aufbau von Beschäftigungstherapie–Abteilungen wurde vorangetrieben, und die meisten der gut ausgebildeten ErgotherapeutInnen arbeiteten in diesem Bereich und etablierten diese Bereiche in den Kliniken.
Die Arbeitstherapie existierte weiter in der alten Form – sie wurde zwar als notwendig erachtet, aber oft belächelt, hingenommen und abgeschnitten von der Diskussion.
Die BT– und AT–Abteilungen waren oft wie einzelne Bausteine über die Kliniken verstreut. In diesen Bereichen arbeiteten oft Schwestern und Pfleger mit handwerklichen Erfahrungen. Oftmals waren diese Bereiche an bestimmte Stationen gebunden und nur ausgewählte Patienten konnten davon profitieren.

Ich habe Respekt vor diesen Kollegen, die oft unter schwierigsten Bedingungen für ihre Patienten Arbeit besorgten, dem Tag einen Inhalt gaben, eine Struktur; Kompetenzen förderten und betonten.

Wie sieht die Arbeitstherapie heute aus?

Über die Wirkungsweise der Arbeitstherapie wissen wir nicht viel – Forschung in der oder über die Arbeitstherapie steckt noch in den Kinderschuhen – aber wir wissen aus langjähriger Erfahrung, daß sie hilfreich ist und wir wissen einiges über hilfreiche Bedingungen und etliches über die Aufgaben der Arbeitstherapie.

Welche Aufgaben werden der Arbeitstherapie zugeschrieben? LEHMANN beschreibt die Aufgaben der Arbeitstherapie folgendermaßen:
In der Praxis hat Arbeitstherapie in psychiatrischen Krankenhäusern mindestens drei Bedeutungen:

1. Es werden vor allem für Langzeitpatienten Dauerarbeitsplätze angeboten.

2. Es wird die Arbeitsrolle eingeübt und damit die Annäherung an die Realität des Arbeitslebens versucht.

3. Es werden einzelne Fähigkeiten, Fertigkeiten und Kenntnisse trainiert.

Folgt man Lehmanns Analysen, so zeigt sich, daß die Funktion der Dauerbeschäftigung und der Tagesstrukturierung in den meisten Kliniken häufig noch stärker entwickelt ist, als die im engeren Sinne therapeutische und rehabilitative Funktion der Arbeitstherapie.
(Den Begriff Dauerbeschäftigung halte ich für gefährlich, weil er innere Einstellungen und Erwartungshaltungen – z. B. es gibt keine Möglichkeit der Rehabilitation aus der Klinik heraus – erzeugt. Dauerarbeitsplätze dürfen nicht in Kliniken vorgehalten werden, sondern müssen außerhalb der Klinikmauern entwickelt und bereitgestellt werden.)

Dafür mag es einige Gründe geben. Am häufigsten werden genannt:

- **Das Arbeitsangebot sei häufig unzulänglich,**
- **Die Personalausstattung sei unzureichend,**
- **Es gebe schlechte räumliche Verhältnisse,**
- **Es bestehe eine mangelnde Kooperation zwischen den Stationen und der Arbeitstherapie und**
- **Das komplementäre Angebot in der Region sei nicht ausreichend.**

Dies trifft für die meisten Kliniken auch zu und ich denke, damit werden auch wichtige Faktoren genannt, und hier gibt es einiges zu verändern.

Aber, ich bin überzeugt, daß die genannten Gründe die Misere der Arbeitstherapie in den Kliniken nicht ausreichend erklären.

Welche anderen Gründe könnte es geben?

**Innere Landkarten.**

Jeder Arbeitnehmer in der Psychiatrie und anderswo ist bestrebt, seinen Arbeitsplatz zu sichern. Das Gespenst Arbeitsplatzverlust geht um. **Auch** in der Psychiatrie. Besonders dann, wenn die Kunden – in diesem Fall auch Patienten genannt – weg bleiben.

Wenn das Ziel "Sicherung der Arbeitsplätze" heißt, kann nicht unbedingt erwartet werden, daß Mitarbeiter – hier Arbeitstherapieleiter – sich darum bemühen, daß Kunden – hier Patienten – sich möglichst schnell nach außen orientieren, zumal es draußen ja doch wenig Arbeit gibt.

Die meisten Bereiche in den Kliniken, die Arbeit anbieten, sind – entstanden aus der Tradition heraus – organisiert wie kleine Betriebe oder Systeme in dem System Klinik – Sie kennen die Geschichte. Die dort tätigen Mitarbeiter müssen oft diese Betriebe wie Chefs führen. Sie sind demzufolge auch bestrebt, ihre Mitarbeiter zu fördern und sie zu guten Mitarbeitern zu schulen – wie das jeder Chef tun sollte – und auch für arbeitstherapeutische Belange durchaus sinnvoll ist.
Wenn ein Betrieb laufen soll, müssen gute Mitarbeiter – oder Patienten – gesucht und gehalten werden.
Es verwundert deshalb nicht, wenn alles getan wird, um gute Mitarbeiter zu halten – solange diese Kleinbetriebe oder Subsysteme weiter so betrieben werden und die Konzeption – oder Behandlungsstrategie – lautet: Hauptsache Arbeit und Hauptsache Tagesstruktur.
Nun sind die Mitarbeiter in den traditionellen arbeitstherapeutischen Bereichen oft auch in einer schwierigen Situation, die sich vielleicht so charakterisieren läßt:

1. Solange sie alle Bewerber nehmen, interessiert sich sowieso niemand für ihre Arbeit.

2. Der Betrieb muß immer laufen

3. Sie sollen immer neue Kunden nehmen, die noch wenig leisten können.

4. Meistens gehen die Besten – oft plötzlich und unangekündigt.

5. Viele kommen dann doch wieder, weil es draußen nicht geklappt hat – vielleicht sollten sie dann lieber doch länger bleiben.

Viele Mitarbeiter haben jahrelang ihr Bestes gegeben.
In Zeiten der Vollbeschäftigung und der großen Kliniken mögen die vorhandenen Konzepte noch ausgereicht haben.
In Zeiten der großen Arbeitslosigkeit und der Humanisierung und Enthospitalisierung der Kliniken reichten alte Strategien nicht mehr aus.

Immer häufiger wird auch die Erfahrung gemacht, daß gerade auch die zunehmende Verschärfung der Anforderungen an den Arbeitsplätzen dazu führen dann, daß es draußen nicht klappt.

Daß es draußen nicht klappt, kann eine der leidvollen Erfahrungen psychiatrisch Tätiger sein – die Gründe können ganz unterschiedlich sein.
Sie wissen, viele scheitern auch im oder am Beruf.

Grundsätzlich stehen ja seelisch behinderten Menschen alle Berufsfelder offen. Jedoch müssen oft die Anforderungen an die auszuübende Berufstätigkeit und deren Umfeld den Besonderheiten der jeweiligen Behinderung gerecht werden.

Psychische Behinderungen haben individuelle spezielle Auswirkungen. Hierbei muß bei der Gestaltung des Arbeitsplatzes Rücksicht genommen werden. Gerade wenn Menschen außerhalb der Klinik mit ihrer Arbeit nicht zurechtkommen, wird aus meiner Sicht deutlich, wie notwendig Arbeitstherapie in den Kliniken ist. Und die Arbeitstherapie muß sich die Frage gefallen lassen, ob sie den individuellen Ansprüchen gerecht wird.

Manchmal scheint es so, als ob ein schwer überwindbarer Graben drinnen und draußen trennt.

## Der Graben.

Trotzdem – sozialpsychiatrische Grundideen waren und sind auch heute noch immer eng mit dem Blick über die Gräben oder die sichtbaren und unsichtbaren Mauern, die die Kliniken umgeben, verbunden.
Früher eine bedeutsame Grenzüberschreitung und Landkartenveränderung – heute fester Bestandteil sozialpsychiatrischen Handelns.

Auch wenn das nicht immer so war, der Blick über die Mauern und Gräben der Psychiatrie hinaus zeigt, daß sich außerhalb der Mauern eine neue Landschaft entwickelt.
Auch wenn sich die Strukturen auf der anderen Seite des Grabens fast rasant entwickeln: Manchmal sehen wir dort nicht das, was wir suchen oder glauben zu brauchen.
Manchmal sieht man auch nichts, wo es eigentlich viel zu sehen gäbe. Es ist oft einfach nicht klar, in welche Richtung man blicken soll.

Anders ausgedrückt:
Die Kommunikations- und Vernetzungsstrukturen sind mangelhaft ausgebildet. Glückliche Einzelkämpfer sind erfolgreich – andere nicht.
Wildwuchs macht sich breit.

Leider entstand und entsteht oft eine resignative Grundhaltung – verbunden mit Klagen über die eigene Situation oder mit Klagen über "die da draußen":
"Wenn die auf der anderen Seite nur das entsprechende Angebotssystem vorhalten würden, könnten wir anders arbeiten".

Resignation und Abgrenzung "von denen draußen" anstelle von Integrationsversuchen und der Suche nach Lösungsmöglichkeiten in einer gesundheitspolitisch und wirtschaftlich schwierigen Situation.

## Die Perspektive

Trotz alledem: die psychiatrische Behandlung bleibt weiter in Bewegung. Die Kliniken verkleinern sich. Ambulante Behandlungsmodelle werden entwickelt.
Auch und gerade in einer Zeit, in der Arbeitslosigkeit und Wohnungsnot mit zu den beherrschenden Themen unserer Gesellschaft gehören.
Dies bedeutet auch, daß die PatientInnen von drinnen nach draußen begleitet werden müssen, daß in der Klinik die strukturellen Voraussetzungen für eine solche Begleitung geschaffen werden müssen.
Und die Arbeitstherapie?

Hat die Arbeitstherapie den fahrenden Zug erst bemerkt, als die meisten Langzeitpatienten entlassen waren und sogenannte Akutpatienten immer kürzer in der Klinik blieben? Waren es nicht die Kollegen aus den Industriebereichen, die es als erste in diesem Bereich bemerkt haben, – die mit ihrer Produktion nicht mehr zurechtkamen und die Kollegen aus den Regiebetrieben – denen plötzlich Hilfskräfte fehlten?
Die zweite Krise der Arbeitstherapie.

Die ErgotherapeutInnen waren zu diesem Zeitpunkt in den Beschäftigungstherapie–Abteilungen.

Als bemerkt wurde, daß da irgendwas nicht richtig sein kann, gab es vielfältige Versuche zu ordnen und Lösungen zu suchen; von Klinik zu Klinik unterschiedlich, ebenso unterschiedlich wie von Bundesland zu Bundesland.

Oft wurde versucht, die einzelnen AT – Abteilungen, die wie Bausteine eines unvollendeten Bauwerks in der Klinik verstreut sind, zu reorganisieren und zu strukturieren, Verbindungen nach draußen zu knüpfen.
In vielen Kliniken entbrannten heftigste Diskussionen über Sinn und Zweck der Arbeitstherapie.

Und nicht zuletzt – sozusagen als große Hoffnung – wurde versucht, ausgebildete Ergotherapeuten in diesen Bereich zu locken – was in vielen Kliniken zunächst nicht einfach war: Keiner ging hin!

Nicht nur, daß vom alten, sozialpsychiatrischen Prinzip des Ärmelaufkrempelns nicht mehr viel zu spüren war. Es fehlte an Konzepten, Ideen, was die Arbeitstherapie in den Kliniken nun eigentlich für Aufgaben haben sollte. Gemeinsame Behandlungsstrategien, die von allen getragen wurden, fehlten vielerorts.
Dazu war die Verwirrung nahezu perfekt. Unterschiedliche gesetzliche Grundlagen – von Bundesland zu Bundesland verschieden, babylonische Sprachvielfalt, viele Modelle, die scheinbar wenig übertragbar waren – auch wenn Bremen zeigte: "Und es geht doch" – und die Zeit läuft.

Aber: Es geriet einiges in Bewegung.

Nicht zuletzt auch durch die Psych–PV, die eine nahezu drastische Erhöhung der Mitarbeiterzahlen im Bereich der Ergotherapie mit sich brachte.

Sollte jetzt, während bei der sehr mageren personellen Ausstattung früher das wesentliche Ziel: "Vermeidung von Nichtstun" (Lehmann) war, die Möglichkeit bestehen, Ergotherapie – besonders auch Arbeitstherapie – als Komponente einer individualisierten, multiprofessionellen Behandlung zu gestalten?

Sollte es nun möglich werden, die Vereinzelung und Vereinsamung der in der Klinik verstreuten Ergotherapeuten oder aller, die sich mit tagesstrukturierenden und arbeitstherapeutischen Maßnahmen befassen, aufzuheben?

Sollte es nun möglich werden, gemeinsame Behandlungskonzepte zu entwickeln, den Standort und die Aufgaben der Arbeitstherapie in den Kliniken neu zu bestimmen?

## Die BrückenbauerInnen

In einem sehr engagierten Aufsatz nennt Christiane Haerlin in diesem Zusammenhang die ErgotherapeutInnen BrückenbauerInnen.
Zitat:
**"Er hat das klinisch–medizinische Rüstzeug mitbekommen und kann durch Medien von Beschäftigung und Arbeit tragfähige Wege der Rehabilitation bahnen."** (Haerlin, 1992, S. 6).
ArbeitstherapeutInnen also als Träger rehabilitativer Ideen in den Kliniken – so die Vision für die Ergotherapie.

Was könnte dies bedeuten – BrückenbauerInnen?

Sind BrückenbauerInnen nicht hoch spezialisierte Fachleute? In diesem Fall Spezialisten für arbeitsrehabilitative Fragen.

Mitarbeiter in der Arbeitstherapie haben oft andere hochspezialisierte Ausbildungen: Krankenpfleger, Handwerker, Sozialarbeiter. Manchmal arbeiten in diesen Bereichen auch ErgotherapeutInnen mit vielfältigen Ausbildungserfahrungen in Orthopädie, Geriatrie, Pädiatrie, Psychiatrie und Arbeitstherapie.

Reicht das für die heutigen Anforderungen aus? Ich glaube kaum.

Nach meiner Erfahrung gibt es inzwischen gute ergotherapeutische SpezialistInnen in der Arbeitstherapie, die sich die notwendige Erfahrung mühsam erarbeitet haben.
Jedoch – dieses Wissensfeld wird immer komplexer, und die Ausbildung wird den Anforderungen nicht mehr gerecht.
Die ergotherapeutische Ausbildung muß grundlegend neu überdacht und neu organisiert werden. Die Diskussion darüber ist – viel zu spät – in Gang gekommen.

Sind ErgotherapeutInnen darauf vorbereitet, Konzepte zu entwickeln und ihre Arbeit in Gesamtbehandlungskonzeptionen einzubinden?
Sind Schulabgänger, die – nachdem das Anerkennungsjahr weggefallen ist – das Berufsleben vorwiegend aus Büchern kennen, wenn sie ihre erste Stelle antreten, auf diese Aufgaben vorbereitet?
Fragen, die an der täglichen Praxis überprüft werden müssen.

Brücken können nur gebaut werden, wenn Fachleute Brückenköpfe auf beiden Seiten des Grabens errichten. Bausteine gibt es inzwischen genügend, aber sie müssen zu tragfähigen Einheiten zusammengestellt werden.

## Der innerklinische Brückenkopf der Zukunft

Wie müßten die Bausteine des innerklinischen Brückenkopfes – den ich in Zukunft Funktionsbereich Arbeits– und Beschäftigungstherapie nennen werde – aussehen?

Dazu folgende Überlegungen:

1.) Die Arbeitsbereiche Beschäftigungs– und Arbeitstherapie dürfen nicht länger zwei unabhängig voneinander existierende Bereiche sein, sondern müssen sich zu einer Arbeitseinheit mit spezifischen Aufgabenstellungen entwickeln. Dies darf nicht nur über den Namen Ergotherapie geschehen.
Wenn nicht Verbindungslinien und gemeinsame Konzepte entwickelt werden, wird es nur Behandlungsvielfalt und Wirrwarr geben und keine Behandlungskette als Grundlage rehabilitativer Orientierung.

2.) Rehabilitationsabklärungszentralen (ein schreckliches Wort) mit ihren spezifischen Aufgaben müssen als Bindeglied zwischen Beschäftigungs– und Arbeitstherapie entstehen – als hochspezialisierte Einheiten, dem eigentlichen Kern der Arbeitstherapie.

Aufgaben von Rehabilitationsabklärungseinheiten sind:

a) **Beratung der Kunden sowie Einleitung und Koordinierung aller arbeitstherapeutischen und weiterführenden Rehamaßnahmen.**

b) **Arbeitsdiagnostik;**
**Dazu gehört:**
**Vervollständigung der Schul– und Berufsanamnese**
**Nutzung von arbeitsdiagnostischen Materialien (z. B. Fremd– und Selbsteinschätzungsbögen)**
**Erstellung von Arbeitsproben.**

c) **Arbeitstrainingsplatzvermittlung in den Betrieben der Klinik.**

d) **Praktikumsvermittlung außerhalb der Kliniken (in Betrieben des allgemeinen oder des besonderen Arbeitsmarktes).**

e) **Koordination der Zusammenarbeit mit anderen Berufsgruppen**

f) **Verlaufskontrolle und Dokumentation.**

Diesen zentralen Instanzen müssen **Trainings- und Belastungserprobungsbereiche** zur Verfügung stehen.
Dazu müssen die vorhandenen Arbeitsbereiche wie zum Beispiel Werkstätten genutzt werden, da sie den aus meiner Sicht unverzichtlichen Realitätscharakter repräsentieren. Diese Bereiche können aber nur dann genutzt werden, wenn sie nicht ausschließlich wie kleine Betriebe gewertet und geführt werden.
In diesen Bereichen sollten Fachleute unterschiedlicher Profession (AT/BT und Meister) zusammenarbeiten – eine wirkliche Herausforderung für jeden Ergotherapeuten und Handwerker.

Dazu gehören auch die industriellen Produktionsstätten, die in unterschiedliche Bereiche gegliedert werden müssen (Eingangs-, Trainings- und Produktionsbereiche).

**Das hier notwendigerweise entstehende Spannungsfeld zwischen betrieblichen und therapeutischen Anforderungen muß einerseits auf Verwaltungsebene lösbar gemacht werden, andererseits ist gerade dieses Spannungsfeld therapeutisch zu nutzen.**

3.) Die Anforderungen auf dem allgemeinen Arbeitsmarkt verändern sich. Neue Technologien (PC/Rechner) bestimmen zunehmend unsere alltägliche Arbeit.
Diesen Veränderungen muß Rechnung getragen werden. Das bedeutet sowohl laufende Information über die Anforderungsentwicklungen der Arbeitsplätze, als auch Anpassung der Arbeitstherapie an diese Situation.
So erscheint mir z. B. ein Bürotrainingsbereich – auch mit neuen Technologien – für eine Arbeitstherapie unerläßlich.

4.) Die Zusammenarbeit mit den Stationen und anderen Berufsgruppen muß ausgebaut werden.

Wozu das alles?

Wenn Arbeitstherapie nicht nur Training durch Arbeit bleiben soll, muß sie sich den Erfordernissen einer qualifizierten Behandlung anpassen.
Das Einüben der Arbeitsrolle und das Training einzelner Fähigkeiten und Fertigkeiten – zwei weitere Punkte von Lehmann – sind sicherlich wichtige Bestandteile arbeitstherapeutischen Arbeitens, reichen heute aber nicht mehr aus.

Für seelisch behinderte Menschen müssen insbesondere bei der sich laufend verschärfenden Situation an den Arbeitsplätzen professionelle, persönliche Hilfen angeboten werden. Professionelle Hilfen, die u. a. individuelle, auf die spezifischen Fähigkeiten und Fertigkeiten und die individuellen Einschränkungen abgestimmte Hilfen anbieten, die nur durch individuelle Rehaberatung und individuelle arbeitstherapeutische Maßnahmen sichergestellt werden können.

## Das Angebot und die Nachfrage – Was wollen die Kunden?

Die Landschaft in der Psychiatrie ändert sich – ebenso, wie die Kunden und die Forderungen der Kunden sich ändern. Die berechtigte Forderung nach spezialisierter psychiatrischer Behandlung kann und wird heute – zum Glück – von den Kunden immer deutlicher formuliert.
Für die Arbeitstherapie bedeutet dies, daß die Angebotsstruktur für die Kunden und ihre Berater (Therapeuten) durchsichtig gemacht werden muß.
Peter Weber nennt dies kurz "Information und Werbung". Es muß klar sein, was wir anbieten und verkaufen können – sowohl den Kunden – also Patienten – als auch den Mitarbeitern der Klinik.

Oft ist es notwendig, daß selbst in den Kliniken grundlegende Voraussetzungen neu geklärt werden.

Die Arbeitstherapie in den Kliniken ist sozusagen Angebotsstelle für medizinische Rehabilitation und für Vorbereitung der beruflichen Rehabilitation.
Zum Leistungsangebot gehören aber **nicht** berufliche Rehabilitation und schon gar nicht Dauerarbeitsplätze.
Dies bedeutet auch, daß Arbeitstherapie nicht als Regelangebot – also für alle obligatorisch –, sondern als spezielles, klug überlegtes Angebot verstanden werden muß.

## Der außerklinische Brückenkopf

Der Brückenkopf auf der anderen Seite des Grabens läßt sich ebenso in seinen verschiedenen Bausteinen und Einzelelementen beschreiben.
Dazu gehören: Tagesstätten, Spezialisierte Werkstätten für psychisch Behinderte, RPK's, Praktikumsplätze in Betrieben, Arbeitsplätze auf dem allgemeinen Arbeitsmarkt, psychosoziale Dienste (PSD), Zuverdienstfirmen usw.

Es gehört heute nicht zu meinen Aufgaben, diesen Bereich genauer zu beschreiben.
Aber: So skeptisch, wie manche Mitarbeiter der Kliniken gegenüber den komplementären Einrichtungen sind, ebenso skeptisch sind oft Mitarbeiter dieser Einrichtungen gegenüber der Arbeit in den Kliniken.
Wenn allerdings Brücken gebaut werden sollen, geht es nicht ohne Wissen um das gegenseitige Tun.

## Das Netz und die Vernetzung.

Wenn Arbeitstherapeuten Brücken über Gräben bauen wollen, müssen sie nicht nur den eigenen Brückenkopf restaurieren, sondern Sie müssen auch das Netz für die Brücke konstruieren. Dazu gehören sowohl die genaue Kenntnis des eigenen Brückenkopfes als auch Kenntnisse über den "anderen Brückenkopf".
Wer darüber nicht genau informiert ist, kann keine Wege ebnen.
Das bedeutet auch, daß die entsprechenden Beratungsstrukturen – d. h. die entsprechenden diagnostischen Instrumente – vorgehalten werden müssen, um entscheiden zu können, welcher Weg vorge-

schlagen oder geebnet werden soll.

Beim Blick über die Gräben wird dann oft festgestellt, daß die Angebote auf der anderen Seite des Grabens für das Klientel in den Kliniken oft noch zu weit entfernt ist und die Netze nicht ausreichen. Anders ausgedrückt: die Angebotsstruktur scheint nicht ausreichend. Dies gilt insbesondere oft für Patienten, die lange Zeit in chronischen Verhältnissen gelebt haben und die mit Veränderungen sowohl auf der Wohnebene (also eine eigene Wohnung beziehen) und auf der Arbeitsebene überfordert wären.
Ähnliches gilt auch für junge Patienten (oft "junge Chronische" genannt), die zwar schon soweit stabil sind, daß sie alleine (oder beschützt) draußen wohnen können, aber noch nicht wieder arbeiten können.

Dann wird oft berechtigterweise der Ruf nach **ambulanter Arbeitstherapie** laut, um einen langsamen, therapeutisch sinnvollen Übergang zu ermöglichen. Aber auch hier ist äußerste Wachsamkeit angebracht: Es müssen dann wirklich arbeitstherapeutische Plätze geschaffen werden und keine langfristigen Arbeitsplätze in der Klinik. Das bedeutet auch, daß entsprechend geschultes arbeitstherapeutisches Personal mit diesen Klienten arbeiten muß. Die Klinik kann und darf kein Ersatz für fehlende Arbeitsmöglichkeiten außerhalb der Klinik sein.
Nach meiner Erfahrung bleiben diese Patienten oft Dauerarbeiter in der Klinik, wenn nicht von Beginn an eine **zeitliche Begrenzung** festgelegt wird und kein **klarer Arbeitsauftrag** vorliegt, den geschulte Mitarbeiter ausführen und überwachen. Dieser Arbeitsauftrag muß immer lauten: *So kurz wie möglich und solange wie nötig.*

## Das Netz oder die Krake.

Nun könnten auch einige auf die Idee kommen, ihre Kunden bis weit in die Betriebe hinein zu begleiten. Aufgabe der Arbeitstherapeuten sollte sein, solche Begleitungen für den Arbeitsbereich sicherzustellen. ErgotherapeutInnen sind schließlich die Träger rehabilitativer Gedanken im Team. Das heißt, sie sollten auch für andere Berater und Begleiter beratend tätig sein. Und vorübergehend – für einen

genau definierten Zeitraum – PatientInnen selbst begleiten.
Auf keinen Fall darf aber aus der Begleitung eine langdauernde, chronische Begleitung werden. Hier muß sichergestellt werden, daß die Netze, die geknüpft werden, sich nicht zu psychiatrischen Kraken entwickeln. Es darf nicht vorkommen, daß Mitarbeiter alles an sich ziehen und nicht loslassen können. Vielfach gerät man in Versuchung, hier noch zu fördern und da noch ein spezielles Angebot zu machen und somit "unendliche Geschichten" zu kreieren.
Ideen, daß "nur wir genügend Erfahrung haben", um den Patienten – "die anderen kennen ihn ja nicht" – sinnvoll zu begleiten, sind nicht hilfreich.
Psychiatrische Mitarbeiter können auf vielfältige Weise sowohl "Minikraken" (der einzelne Therapeut kann nicht loslassen) oder "Riesenkrake" (die totale psychiatrische Begleitung) entstehenlassen.

Gleiches gilt natürlich auch für die flankierenden Einrichtungen.

*Hilfreiche Netze werden dann und nur dann geknüpft, wenn es gelingt, Strukturen zu finden, die es ermöglichen, schnelle, unkonventionelle und fachlich angemessene Hilfen zur Rehabilitation psychisch Kranker zu finden.*

## Die Utopie.

Ein ganz normales psychiatrisches Krankenhaus mit einer Arbeitstherapie im Leistungsangebot – und keiner geht hin – so könnte die Zukunft der Arbeitstherapie aussehen, wenn es nicht gelingt, Strukturen neu zu entwickeln.
Dauerarbeitsplätze, Einübung der Arbeitsrolle und Training spezieller Fähigkeiten und Fertigkeiten reichen nicht mehr aus.

Die Arbeitstherapie muß sowohl Arbeitsdiagnostik als auch beratende Tätigkeiten und individuelle Begleitung in ihr Behandlungskonzept mit aufnehmen.

Die Arbeitstherapie im psychiatrischen Landeskrankenhaus hat Zukunft, wenn folgende Voraussetzungen erfüllt sind:

1. Es muß eine Funktionseinheit – ein Funktionsbereich Beschäf-

tigungs– und Arbeitstherapie – entwickelt werden mit eigenständiger Leitung und allen entsprechenden Kompetenzen (also auch personelle Kompetenz).

2. Innerhalb dieses Funktionsbereiches müssen Rehabilitationsabklärungsabteilungen zur Arbeitsdiagnostik geschaffen werden.

3. Es sollten Bereiche zur Belastungserprobung und für Arbeitstrainingsmöglichkeiten geschaffen werden, die den Anforderungen von Arbeitsplätzen entsprechen müssen – also auf keinen Fall kunsthandwerklichen Charakter haben dürfen.
Die inhaltliche Ausgestaltung dieser Trainingsbereiche muß von der lokalen Situation abhängig gemacht werden.

4. Die personelle Grundaustattung muß großzügig festgelegt werden. Das personelle Schwergewicht muß bei der Berufsgruppe der Ergotherapeuten liegen. Handwerker der Regiebetriebe müssen in diese Arbeit mit einbezogen werden, ebenso wie Kollegen des sozialpädagogischen und psychologischen Dienstes.

5. Die Ausbildung der ErgotherapeutInnen muß verändert werden und den hoch spezialisierten Erfordernissen, die die Arbeit in der Psychiatrie stellt – insbesondere auch im Bereich Arbeitstherapie – angepaßt werden. Eine besondere Bedeutung wird der Frage der Einbindung der Ergotherapeuten in die Gesamtbehandlungskonzeptionen zukommen sowie der Frage der Konzeptentwicklung.

6. Arbeitstherapeutische Bereiche mit Schwerpunkt Montagearbeiten müssen verkleinert werden (Langzeitpatienten, die vorwiegend dort ihren Arbeitsplatz hatten, sollten in WfB's, die für psychisch Kranke spezialisiert sind, beschäftigt werden.)
Die verkleinerten Industriebereiche müssen differenzierte Konzepte (z. B. Eingangsbereich und Belastungserprobungsbereich) entwickeln.

7. Wege nach draußen müssen gefunden und vorbereitet werden. Dazu gehört neben genauer Kenntnis der Strukturen außerhalb

der Klinik eine sinnvolle Begleitung. Brücken, die begehbar sind, müssen gebaut werden. Dazu gehört auch ambulante Arbeitstherapie, rechtlich abgesichert und finanzierbar.

Vielleicht denken nun manche von Ihnen: "Welch ein Träumer. Die Realität sieht doch ganz anders aus." Sie haben recht.
Um manchmal noch utopisch wirkende Ziele anzustreben, ist es wichtig, sich immer wieder auch vor Augen zu halten, daß der Weg dorthin das Ziel ist.

**Wer keinen Mut hat zum Träumen, hat keine Kraft zum Kämpfen.**
**Ich wünsche Ihnen viel Mut zum Träumen.**

## Literatur:

Haerlin, Ch.: in: "Administrative Phantasie in der psychiatrischen Versorgung – von antitherapeutischen zu therapeutischen Strukturen". Aktion Psychisch Kranke, Bonn 1992

Jahoda, M.; Lazarsfeld, P. F.; Zeisel, H.: Die Arbeitslosen von Marienthal. edition suhrkamp, 1975

Lehmann, K.; Kunze, H.: Entwicklungsstand und Ziele in der Arbeitstherapie. Psychiatrische Praxis 14 (1987), S. 1–14

# Arbeitsdiagnostik im Niedersächsischen Landeskrankenhaus Osnabrück und ihre Zusammenarbeit mit der RPK

## Kirsten Köhler, Christiane Schlicht

Das Niedersächsische Landeskrankenhaus Osnabrück wurde 1868 eröffnet. Es war neben dem Landeskrankenhaus in Göttingen die erste psychiatrische Einrichtung im ehemaligen Königreich Hannover.

Heute hat das Krankenhaus 510 Betten bei einem Einzugsgebiet von ca. 363.000 Einwohnern.

Das Krankenhaus liegt stadtnah – bis zum Zentrum sind es ca. 10 Minuten Fußweg.

Im Krankenhaus wird in 3 Bereichen arbeitstherapeutisch gearbeitet:

1. in der Abteilung für Arbeitsdiagnostik und Intensivtraining mit ca. 45 Arbeitsplätzen,

2. in der industriellen Arbeitstherapie mit ca. 150 Arbeitsplätzen und

3. in den hauseigenen Werkstätten mit ca. 50 Arbeitsplätzen.

Zur Arbeitsdiagnostik gehören die Bereiche Büro, Holz und Grafik/Gestaltung, ferner die Patienten- und Lebensschule.

Seit April 1990 haben 256 Patienten in der Arbeitsdiagnostik gearbeitet – davon waren 79 Frauen. Das Durchschnittsalter der Patienten liegt bei 26 Jahren.

Der überwiegende Teil unserer Patienten ist an einer Psychose aus dem schizophrenen Formenkreis erkrankt. Viele haben keine beruflichen Vorkenntnisse, sind ohne berufliche Orientierung oder haben mehrere Ausbildungen abgebrochen. Die, die eine Berufsausbildung haben, sind in den meisten Fällen arbeitslos.

Die Patienten, die für die Arbeitsdiagnostik angemeldet werden, kommen aus dem Akut- und Rehabilitationsbereich der Klinik, aus der Tagesklinik, über die Ambulanz, aus flankierenden Einrichtungen und der Rehabilitationseinrichtung für psychisch Kranke − RPK "Haus am Hesselkamp".

Diese Rehabilitationseinrichtung für psychisch Kranke und Behinderte ist eine möglichst gemeindenahe stationäre Einrichtung mit einem spezifischen therapeutischen Milieu. Sie erbringt medizinische und berufliche Rehabilitationsmaßnahmen bei begleitender psychosozialer Betreuung.
Sie dient als Bindeglied zwischen der Akutbehandlung im Krankenhaus und der ambulanten Nachsorgebehandlung. Die RPK ist für psychisch Kranke und Behinderte gedacht, die nicht mehr krankenhausbehandlungsbedürftig sind, die aber einen größeren Rehabilitationsbedarf haben, als er in den anderen Einrichtungen des psychiatrischen Versorgungsnetzes angeboten werden kann.

Diese Einrichtungsform ist ein Modellprogramm, das nach der Empfehlungsvereinbarung der Sozialversicherungsträger 1986 vorgeschlagen wurde. Mit dem Gedanken einer gemeindenahen Versorgung war für jedes Bundesland eine RPK gedacht. Zur Zeit gibt es in der Bundesrepublik 9 RPK's.

Die Maßnahme beinhaltet − wie oben erwähnt − eine medizinische und eine berufliche Rehabilitation, die jeweils bis zu einem Jahr dauern kann.

Wichtige Bestandteile der RPK sind Hilfen und Übungen zur Bewältigung von Alltagsanforderungen, Maßnahmen zur Gewinnung einer Tagesstruktur sowie eines sinnvollen Ausgleichs zwischen Arbeit und Freizeit.
Für das Land Niedersachsen wurde 1988 die RPK für 20 Teilnehmer in Osnabrück eingerichtet. Träger ist der Osnabrücker Verein zur Hil-

fe für seelisch Behinderte e. V. Die RPK ist in einem dreistöckigen Wohnhaus mit 5 Wohnungen untergebracht – ca. 15 Minuten Fußweg vom Krankenhaus entfernt. In jeder Wohnung wohnen 4 Teilnehmer.

In der Arbeitsdiagnostik arbeiten in der Bürogruppe 20, in der Holz- und Grafikgruppe 12 – 14 Patienten, die jeweils von einer Ergotherapeutin betreut werden. In der Holzgruppe arbeitet zusätzlich noch eine Tischlerin, in der Bürogruppe eine Kauffrau. Die Zahl der Patienten in den einzelnen Arbeitsgruppen ist groß. Die Erfahrung hat aber gezeigt, daß, da nicht immer alle Patienten anwesend sind, bei zu geringer Zahl in den Gruppen keine Arbeitsatmosphäre entsteht.

Von der Patienten- und Lebensschule, die berufsvorbereitenden Unterricht und verschiedene Kurse, u. a. aus dem lebenspraktischen Bereich, anbietet, werden wöchentlich ca. 40 Patienten betreut.
Die Rückseite der Anmeldung zur Ergotherapie zeigt eine Auflistung der beschäftigungs- und arbeitstherapeutischen Behandlungsinhalte.

Die Arbeitsdiagnostik ist erstens zuständig für das Ermitteln und Trainieren der sozioemotionalen und instrumentellen Arbeitsfähigkeiten und zweitens für die Abklärung arbeitstherapeutischer Maßnahmen.
Hat ein Patient Interesse an der Arbeit in der Arbeitsdiagnostik oder wird ihm diese Maßnahme vorgeschlagen, wird ein Gesprächstermin vereinbart, in dem die Arbeitsweise der Arbeitsdiagnostik vorgestellt und die Motivation des Patienten ermittelt wird.
Mangelnde Motivation ist ein Ausschlußkriterium für die Arbeit in der Arbeitsdiagnostik, wobei der Begriff der Motivation sehr weitgefaßt und der psychischen Befindlichkeit des Patienten angepaßt wird.

Manchmal wird eine 14-tägige Probezeit vereinbart, um sowohl dem Patienten als auch dem Therapeuten die Möglichkeit des Rückzugs zu geben.
Jeder Patient hat allerdings auch nach einem Abbruch und nach angemessener Zeit wieder die Möglichkeit, in die Arbeitsdiagnostik zu kommen.
Die Patienten erhalten kein Entgelt.

Für die Teilnehmer der RPK ist die Arbeitsdiagnostik verbindlicher Eingangsbereich der medizinischen Rehabilitation.

Die RPK versteht sich in Osnabrück als kooperatives Modell, d. h. sie nutzt die vorhandene Infrastruktur, u. a. auch die Arbeitstherapieplätze im Landeskrankenhaus. Arbeitstherapie und Belastungserprobung sind Teil der medizinischen Rehabilitation. Sie haben diagnostischen, abklärenden und stabilisierenden Charakter, müssen aber nicht zwangsläufig zu einer beruflichen Wiedereingliederung führen.

Kontinuierlich arbeiten 8–10 Teilnehmer der RPK in den Gruppen der Arbeitsdiagnostik.

Zu Beginn kann der Patient bzw. Teilnehmer wählen, in welchem Bereich er arbeiten möchte. Ein späterer Wechsel in eine andere Gruppe ist erwünscht und wird zu gegebener Zeit gemeinsam mit dem Patienten/Teilnehmer besprochen.

In den ersten Tagen wird die Berufs- und Arbeitsanamnese erhoben.

Die Arbeitszeiten sind von 8.00 – 11.00 Uhr und 13.00 – 16.00 Uhr, Mittwoch nachmittag ist frei, und freitags wird bis 15.00 Uhr gearbeitet.
Der Arbeitsablauf ist – mit geringfügigen Ausnahmen – in allen Gruppen gleich. Begonnen wird morgens mit einer Arbeitsbesprechung, die ca. 15 Minuten dauert. Anschließend wird bis 9.30 Uhr gearbeitet. Dann folgt eine gemeinsame Kaffeepause. Jede Gruppe hat ihren eigenen Pausenraum. Nach der Pause, ab 10.00, Uhr wird bis 11.00 Uhr gearbeitet.
Nachmittags ist von 14.30 – 15.00 Uhr die gemeinsame Kaffeepause. Einmal wöchentlich findet eine einstündige Projektarbeit statt. Diese wird vorgegeben oder mit der Gruppe gemeinsam erarbeitet.

Die Verweildauer im arbeitsdiagnostischen Bereich liegt bei mindestens 4 Wochen und höchstens 6 – 8 Monaten.

Eine Umsetzung der Theorie, daß die Anforderungen, die der einzelne Arbeitsschritt – z. B. an Konzentration, Ausdauer und Belastbarkeit – stellt, genau analysiert werden muß, um eine möglichst objektive Befundung zu erreichen, ist uns in der Praxis bisher nur ungenügend gelungen. Aus diesem Grund haben wir uns für standardisierte Aufgaben in allen 3 Bereichen entschieden. Die Patienten erhalten eine eigene Arbeitsmappe, in der die auszuführenden Aufgaben aufgeführt und genau beschrieben sind.

In der Holzgruppe erhalten die Patienten zuerst die Einführungsmappe mit einer genauen Beschreibung für ein Namensschild, einen Ablagekasten, einen Nistkasten und ein Raspeltier. Ablagekasten und Namensschild kommen nach Fertigstellung "sofort zum Einsatz". In den Ablagekasten kommt die Arbeitsmappe; ferner bekommt jeder Patient für die Zeit seiner Arbeit in der Holzgruppe einen Schreibblock, einen Zollstock, einen Schleifklotz, Gummihandschuhe und eigene Pinsel. – Das Namensschild wird vor den Ablagekasten an das Regal gehängt.

Die einzelnen Aufgaben erfordern den Umgang mit verschiedenen Werkzeugen wie Laubsäge, Hand- und Gehrungssäge, Bohrmaschine, Schwingschleifer und Dekupiersäge.
Für diese Arbeiten brauchen die Patienten/Teilnehmer ca. 14 Tage; 14 Tage, in denen man sehen kann, wie sie mit den gestellten Aufgaben zurechtkommen, um dann im Erstgespräch gemeinsam mit den Patienten auch die weiteren Handwerksaufgaben festzulegen, die dann in der Übungsmappe aufgelistet sind.

In der Bürogruppe werden im Gespräch mit dem Patienten die Schwerpunkte seiner Arbeit in den ersten Tagen bzw. Wochen festgelegt. Das können sein:
Schreibmaschinen-Training, Auftragsarbeiten, Abschreiben vom Diktaphon und Bestellungen schreiben, Rechnungen bearbeiten und Computer-Training in Kooperation mit der Kaufmännischen Übungsfirma, die ein Aufgabenfeld innerhalb der Bürogruppe darstellt.

Verbindlich für alle ist das kognitive Training, das täglich vor- und nachmittags jeweils eine 1/2 Stunde gemacht wird.
Dieses Training ist nach Schwierigkeitsgraden gestuft und beinhaltet u. a. die Bereiche Konzentration, Wahrnehmung, wort-/zahlengebundenes und logisch-analytisches Denken.

Die Lösungen dieser Übungsaufgaben werden mit den Patienten/ Teilnehmern gemeinsam verglichen. Bei unvollständiger Bearbeitung der Aufgaben werden gemeinsame Lösungsstrategien erarbeitet.

Am kognitiven Training können bei Bedarf auch Patienten aus der Holz- und Grafikgruppe teilnehmen.

In der Grafikgruppe beginnen die Patienten mit der farblichen Gestaltung der Arbeitsmappe. Die Aufgabengestaltung läßt hier genügend Freiraum, so daß wir eine Staffelung nach Schwierigkeitsgraden nicht für erforderlich halten. Die Aufgaben reichen von Linienbildern, Collagen, Herstellung verschiedener Briefpapiere, Faltarbeiten, Musterentwürfe bis hin zu einfachen Papparbeiten.

Die Befundung der Arbeitsfähigkeiten ist also handlungsorientiert – durch gezieltes und zufälliges Beobachten des Patienten während des Arbeitsprozesses, zu dem auch Pausen und Gespräche gehören.

Wir beobachten z. B., ob die schriftlichen Arbeitsanweisungen verstanden werden oder ob sie mündlich unterstützt werden müssen; ferner, wie die gestellten Aufgaben umgesetzt werden und wieviel Arbeitschritte der Patient selbständig ausführen kann.

Parallel zur Befundung werden die Arbeitsfähigkeiten trainiert. Eine klare Trennung dieser beiden Ziele ist nur schwer möglich.

Hat der Patient 14 Tage in der Arbeitsdiagnostik gearbeitet, findet ein Gespräch zwischen dem Patienten, der zuständigen Ergotherapeutin und einer Sozialpädagogin statt, wenn es sich um einen Patienten aus dem klinischen Bereich handelt.

Diese Sozialpädagogin ist ausschließlich für den Bereich "Arbeit" zuständig. Sie nimmt an den täglich stattfindenden Gesprächen mit den Ergotherapeutinnen und Arbeitsexpertinnen teil, um so den Behandlungsverlauf von Anfang an mitzuverfolgen und mitzugestalten. Die Sozialpädagogin hat ihr Arbeitszimmer im Bereich der Arbeitsdiagnostik.

Für die Teilnehmer der RPK nimmt der zuständige Wohngruppenbetreuer an dem Erstgespräch teil. Jede Wohngruppe wird von einem Sozialpädagogen oder Krankenschwester bzw. Krankenpfleger betreut, der die Teilnehmer während der gesamten medizinischen und beruflichen Rehabilitationsmaßnahme begleitet.

Kurz vor dem Gespräch erhält der Patient einen Eigenbeurteilungsbogen. Aussagen zu Grundarbeitsfähigkeiten, Selbstbild und zum Kontaktverhalten gegenüber Therapeuten und Mitpatienten werden gemacht. Der Patient wird gebeten, den Bogen auszufüllen, der dann Leitfaden für das Gespräch ist. Der Patient wiederholt die einzelnen Aussagen des Eigenbeurteilungsbogens, benennt und erläutert seine Markierungen. Die Therapeuten bestätigen oder berichtigen die Aussagen und teilen ihre Beobachtungen mit.

Ziel des Gespräches ist es, die nächsten arbeitstherapeutischen Schritte gemeinsam zu erörtern und Ziele zu definieren.

Inhaltliche Grundlage der Gespräche mit den Teilnehmern der RPK über ihre Tätigkeiten in der Arbeitsdiagnostik ist die Erarbeitung von Verhaltensstrategien bzw. das Trainieren einer realistischen Selbsteinschätzung und Umgehensweise in Bezug auf die eigene Belastungsfähigkeit. Dies steht eng im Zusammenhang mit dem in der Rehabilitation erarbeiteten Vulnerabilitäts-Streßmodell, z. B. dem Erkennen von Frühsymptomen.

Von dem gemeinsamen Gespräch wird ein Protokoll angefertigt, wovon der Patient bzw. Teilnehmer und die Stationen bzw. RPK je eine Kopie erhalten. Die weiteren Gespräche folgen in einem Abstand von ca. 6 Wochen, bei Bedarf natürlich auch häufiger.
Der Eigenbeurteilungsbogen wird dann nur noch selten eingesetzt.

Beobachtungen über Arbeitsweise und Befindlichkeit der Patienten werden den Stationen durch die Protokolle und durch Telefonate mitgeteilt. An den Team-Gesprächen auf den Stationen kann aus Zeitgründen nicht teilgenommen werden. Einmal wöchentlich findet mit der Tagesklinik und der Ambulanz jeweils eine einstündige Besprechung statt.

In der RPK treffen sich alle Berufsgruppen einmal wöchentlich zu einem Team-Gespräch. Eine Mitarbeiterin der Arbeitdiagnostik ist ständige Vertreterin in diesen Besprechungen und ist somit Ansprechpartnerin für die Kollegen/innen in der Klinik, wenn es um Belange der RPK-Teilnehmer geht.

Schon zu Beginn der Behandlung in der Arbeitsdiagnostik werden erste Schritte zu einer möglichen Arbeitsaufnahme oder Arbeitswiederaufnahme mit den zuständigen Verwaltungen, wie Arbeitsamt, Rententräger, Krankenkasse oder Sozialämtern, besprochen. Wir sind darauf bedacht, die ambulanten Dienste – Sozialpsychiatrischer Dienst und Psychosozialer Dienst – in den bestehenden Behandlungsplan mit einzubeziehen.

Vor Vermittlung auf den allgemeinen und besonderen Arbeitsmarkt nutzen wir immer häufiger die Möglichkeit, noch während der medizinischen Behandlung eine Belastungserprobung außerhalb des Krankenhauses durchzuführen.

Diese können in Betrieben der Wirtschaft, der öffentlichen Verwaltungen oder – in unserer Region – in der Selbsthilfefirma AWOS oder der Werkstatt für psychisch Behinderte "OSNA-Technik" gemacht werden. Diese Maßnahme ist Bestandteil der medizinischen Behandlung und wird von den zuständigen Krankenkassen, Sozialämtern und/oder Rentenversicherungsträgern bezahlt.

Für die Teilnehmer der RPK suchen die zuständigen Betreuer Plätze für die Belastungserprobung und leiten Maßnahmen zur Berufsfindung und Berufsvorbereitung ein mit dem Ziel der beruflichen Wiedereingliederung auf den allgemeinen und besonderen Arbeitsmarkt. Zum Teil werden auch hier Arbeitsplätze in der industriellen Arbeitstherapie und den hauseigenen Werkstätten des Niedersächsischen Landeskrankenhauses genutzt.

Bevor ein Patient mit der Belastunserprobung in einem Betrieb beginnt, werden folgende Rahmenbedingungen inhaltlich mit den Betrieben besprochen:

1. Arbeitsinhalte werden fixiert. Sie sollen unterschiedliche Schwierigkeitsgrade haben.

2. Tätigkeiten sollten möglichst nach dem Prinzip der Zusätzlichkeit sein und nicht in dem betrieblichen Arbeitsrhythmus eingebunden sein.

3. Ein Mitarbeiter des jeweiligen Betriebes übernimmt die Anleitung und ist Ansprechpartner für den Patienten und der betreuenden Mitarbeiterin des Krankenhauses.

4. Die Belastungserprobung sollte mindestens 4 – 6 Wochen dauern.

5. Es muß jederzeit die Möglichkeit bestehen, Arbeitsinhalte und Arbeitszeiten neu zu bestimmen.

6. In der Regel finden nach einer Woche Arbeitsplatzgespräche statt, an denen der Patient, der zuständige Mitarbeiter des Arbeitsplatzes und die betreuende Mitarbeiterin der Arbeitsdiagnostik teilnehmen.

Bei der ersten Kontaktaufnahme informieren wir die Arbeitgeber über allgemeine Symptome psychischer Erkrankungen unter Aussparung von Diagnosen.

Während der Belastungserprobung nehmen wir Kontakt mit dem Arbeitsamt oder dem Sozialamt auf, um längerfristige Maßnahmen für den Patienten nach der stationären Behandlung abzuklären und vorzubereiten.

Auch während des Praktikums füllt der Patient einen Eigenbeurteilungsbogen aus, allerdings in abgeänderter Form. Einige Aussagen wurden in der Terminologie dem neuen Arbeitsfeld angepaßt und andere entfielen.

Nach Abschluß der Arbeitserprobung oder arbeitsdiagnostischen Maßnahme kann eine Weitervermittlung innerhalb des Krankenhauses in die industrielle Arbeitstherapie und in die hauseigenen Werkstätten erfolgen oder außerhalb des Krankenhauses zum einen auf den allgemeinen Arbeitsmarkt – wozu auch die Selbsthilfefirma AWOS gehört –, zum anderen in beschützte Einrichtungen. Hierzu gehört in unserer Region die OSNA-Technik, eine Werkstatt für psychisch Behinderte, die einen Betriebsteil auf dem Gelände des Krankenhauses hat und einen anderen in einem Vorort von Osnabrück. Seit Anfang dieses Jahres haben wir in der Gemeinnützigen Arbeitnehmerüberlassung GEMOS eine weitere Vermittlungsmöglichkeit.

# Arbeitstherapiediagnostik – wirksame Weichenstellung der Rehabilitation oder "bahncard"?

## Erfahrungen aus der "hospitalisierten" Arbeitstherapie einer psychiatrischen Großklinik

**Elke von der Beeck**

Ich finde es immer wieder interessant, etwas zum Thema Rehabilitation und Arbeit im psychiatrischen Alltag zu sagen. Mir sind verschiedene Ansätze und Arbeitsweisen im Sinne von ständigem Experimentieren im Laufe meiner beruflichen Laufbahn vertraut geworden. Weniger als das Experimentieren schätze ich das Verharren in einer bestimmten Methode, weil auch die Menschen so verschieden sind. Die Welt dreht sich, also sollten auch wir nicht unbewegt stehenbleiben.

Zum Thema "**wirksame Weichenstellung**" kommt mir eine Szene aus dem Film "Grüne Tomaten" in Erinnerung – ein junger Mann läuft einem vom Wind weggewehten Hut nach, gelangt auf die Eisenbahnschienen, gerät mit einem Fuß in den Schienenstrang. In diesem Moment wird die Weiche umgestellt, sein Fuß klemmt ein, er wird vom rasenden Zug überrollt.
Ein trauriges Schicksal, wenn man bedenkt, daß er keinen Einfluß mehr auf eine Veränderung hatte.

So hoffe ich, falls es mir nicht gelingen wird, einen Bezug zum Thema herzustellen, daß dieses eindrucksvolle Ereignis zumindest dafür herhalten kann.

Ich bin natürlich davon überzeugt, daß wir die Weichen immer und auf jeden Fall genau richtig stellen, den Patienten genügend Einfluß lassen und, um beim Thema Eisenbahn zu bleiben, daß wir die Patienten an dem Bahnhof abholen, an dem sie auch wirklich stehen.

Die derzeitigen Verspätungen und überfüllten Züge der Bundes- und Reichsbahn mögen ein anderes Thema sein und mit Diagnostik und Rehabilitation nur insofern zu tun haben, als daß es zu verspäteten Maßnahmen kommt und es nicht genügend Platzkarten und Reservierungen gibt, weil die Gelder verknappt wurden. Der Zug ist abgefahren oder das Streckennetz reparaturbedürftig.

Heute geht es aber um wirksame **Weichenstellung** und das Nutzen von Möglichkeiten der Rehabilitation. Ich erzähle aus diesem Grunde und, um Sie nicht mit Zahlenmaterial zu überschütten, einfach von meiner Arbeitsstelle und meiner Art zu arbeiten. Ich lade sie ein, mit mir einen Zug durch die **Rehabilitationsabklärung** der Rheinischen Landesklinik Langenfeld zu machen.

Beginn jeder arbeitstherapeutischen Behandlung ist die Anmeldung, um beim Thema Bahn zu bleiben, die Fahrkarte mit der Indikationsstellung (Ausgangsbahnhof), die schriftlich von der Station oder der Klinikambulanz und in wenigen Fällen von niedergelassenen Ärzten kommt.

Voraussetzung jeder vertrauensvollen Zusammenarbeit ist das gegenseitige Kennenlernen und Treffen gemeinsam getragener Vereinbarungen.

Methode und Inhalt von Diagnostik und Belastungserprobung mache ich in diesem Artikel nicht zum Thema.
Dazu habe ich die mir bekannten und als brauchbar beurteilten Instrumente aufgelistet, die ich ständig fall- und zielgerichtet einsetze. Ich weiß, wie schwierig es mitunter ist, geeignete "Fahrpläne" und deren Quellen zu finden und im Bedarfsfalle gleich zur Hand zu haben.
So kann eine solche Sammlung ein Anfang sein, und sie kann beliebig ergänzt werden. Selbstverständlich dürfen die mittlerweile zum Standard gewordenen Selbst- und Fremdwahrnehmungs- und die Berufsanamnesebögen nicht fehlen.

Zurück zum Ausgangspunkt "Reise durch die Rehabilitation".

Die Anmeldung ist da. Es folgt ein Telefongespräch und die Terminvereinbarung zum Reha–Abklärungsgespräch. An dieser Stelle möchte ich die **Rehabilitationsabklärung** kurz beschreiben:
Ich leite als Arbeitstherapeutin diesen Bereich und koordiniere die arbeitstherapeutischen Behandlungen.
Mein Kollege, der Sozialarbeiter ist, trägt vorrangig die Verantwortung für die Einleitung und Koordination der Maßnahmen der ambulanten und teilstationären Arbeitstherapie.

Die Zusammenarbeit, die unterschiedliche berufliche Vorerfahrung, Kompetenz und die genaue Kenntnis der Institution haben sich in dieser Form bewährt, und ich möchte dafür werben, dort, wo es möglich ist, solche oder ähnliche Konstellationen herzustellen.

Das Reha–Abklärungsgespräch, an dem der Patient, der Therapeut der Station, der Arbeitstherapeut des gewünschten Bereiches und ich teilnehmen, wird in einer ruhigen Atmosphäre durchgeführt.
Das Gespräch wird von mir geführt und in erster Linie der Patient angesprochen.

Hier wird ein erster arbeitstherapeutischer Behandlungsplan in Abstimmung mit dem Gesamtbehandlungsplan erstellt und erste Ziele formuliert, die wiederum in kleine Schritte sowohl in zeitlicher, als auch in inhaltlicher Abfolge zergliedert werden.
Es hat die Bedeutung eines Bewerbungsgespräches und kann als solche Übung genutzt werden. Ein Protokoll wird über den Gesprächsinhalt geschrieben, das den Patienten, uns Arbeitstherapeuten selbst und den Therapeuten der Station als Handlungsorientierung dient.

Die erste **Weiche** ist gestellt. Weiter geht's mit der Diagnostik, die vorrangig der Ermittlung der Fähigkeiten und Fertigkeiten und dem prozeßhaften Weg des gegenseitigen Kennenlernes dient. Der Zug kommt ins Rollen.

Die **Arbeits– und Belastungserprobung** wird zielgerichtet und, wenn möglich, berufsbezogen in den Belastungserprobungsbereichen – wie Bürotraining, schriftlich–theoretische Arbeitserprobung (Vorbereitung auf Schule, Studium, Beruf, Prüfungen etc.), Holz–, Metall–, Industriewerkstätten und biologisch–dynamischer Gartenbau – durchgeführt. Wir denken und handeln bereits an dieser Stelle über die Klinikmauern hinweg.

Ein Ziel kann durchaus auch ein Platz auf dem sogenannten besonderen Arbeitsmarkt sein.

Lassen Sie mich hier einen Bogen zu den immer wieder erwähnten gesellschaftlichen Nischen spannen, die mitunter einen Teil des besonderen Arbeitsmarktes ausmachen.

Meine Erfahrung ist die, daß die sogenannten "Nischenspringer", wie es sie immer wieder gibt, immerhin noch, wenn auch beschützt und zeitlich begrenzt, einem Arbeitsverhältnis standhalten.
Jede Woche, jeder Monat kann als Leistungs– und Anerkennungserfolg verbucht werden. Manchesmal hat sich eine Anschlußmaßnahme mit einem regulären Arbeitsvertrag gefunden.
Ich will sagen, daß es besser ist, einen "Schonraum–Arbeitsplatz" zu haben, als gar keinen. Selbst die Nischenarbeitsplätze sind oder werden gering, und es sind oftmals wichtige Übungsfelder in Richtung Arbeitsleben. Sie sind als längerfristige Maßnahmen nützlich, vielleicht sogar Dauerarbeitsplätze mit unter anderem auch niederschwelligen Angeboten.

Gestatten Sie mir einen Exkurs zum Thema Kommunikation und Kooperation. Der viel strapazierte Begriff der Kommunikation und Kommunikationsfähigkeit ist möglicherweise ein Laborbegriff, weil er bei näherer Betrachtung an Bedeutung verliert. Ich glaube, daß im gemeinsamen Tun, also sozusagen bei der praktischen Kooperation, sowieso kommuniziert wird.

**Im Kontext der stationären, ambulanten oder teilstationären Arbeitstherapie können in einer gemeinsamen Arbeit, also im Tun, Kooperation praktisch gelebt, kooperative Kompetenzen gefördert, der Handlungsspielraum zugelassen und der Ermessensspielraum ausprobiert werden.**

Kooperation im Sinne des gemeinsamen Handelns läßt auch zu, daß Arbeitstherapeuten mitarbeiten und nicht ausschließlich Arbeit delegieren.

Ich bin nicht der Auffassung, wie sie vielfach von einigen meiner KollegInnen vertreten wird, daß es nicht die Angelegenheit von Arbeitstherapeuten sein kann, Auftragsarbeiten unter Termindruck selbst zu erledigen.
Ganz im Gegenteil, es kann auch immer wieder ein Stück sinnbringender **Selbsterfahrung** sein, die die Arbeitstherapeuten, natürlich auch alle anderen Berufsgruppen, gelegentlich nutzen können.
Arbeitstherapie in psychiatrischen Großkliniken hat sowieso eher Laborcharakter, der jedoch lebendig genutzt werden kann. Ein Psychologe aus der Schweiz sprach mal in einem Vortrag immer von Ateliers, wenn er die Arbeitstherapieeinrichtung meinte, was mich anfänglich irritierte, später jedoch zu Gedankenspielen veranlaßte.

**Das Labor hat Experimentiercharakter und das Atelier die Assoziation von praktischem Ausprobieren, Gestalten und Herstellen.**

**Jedenfalls, soviel Mühe wir uns auch geben, es bleibt dabei immer ein beschützter Raum, in dem einiges ausprobiert werden und ein stückweises Annähern an die Realität stattfinden kann.**

Zurück zum Verlauf einer Reha-Maßnahme:
Alle Ziele, alle Vereinbarungen werden streng mit den Patienten und den Therapeuten der Station abgestimmt, reflektiert, modifiziert oder auch ganz neu gefaßt.

**Die ständige Reflexion mit den Patienten ist in Einzelgesprächen, Wochenabschlußrunden und in Form von "offiziellen" Zwischengesprächen fester Bestandteil der diagnostischen und rehabilitativen Zusammenarbeit.** In einigen Fällen nehmen die ArbeitstherapeutInnen, je nach Bezugsperson, auch an den Fallgesprächen der Stationen teil.

Um nicht im **Streckennetz** der Klinik gefangen zu werden oder zu bleiben, ist es dringend notwendig, alle möglichen formellen und informellen Kontakte zu den Arbeits- und Sozialämtern, PSD, "Runde-Tische-Arbeit", Clearingstellen und was es alles für denkbare

und sinnbringende Einrichtungen gibt, herzustellen und zu pflegen.
Dazu ist es meines Erachtens wirklich notwendig, die Realität in kleinen Schritten nutzbar zu machen. Wir fahren von Station zu Station und manchmal einige Stationen wieder zurück und hängen Wagen für Wagen an oder wieder ab.

Eine noch recht neue "Station" ist bei uns die Familientherapie, zu deren "Problemsystemen" wir dazugehören, wenn es darum geht, die Familie zur Mithilfe bei der **Weichenstellung** zu gewinnen.

Eine andere "Station" nennen wir ausgelagerte Arbeitstherapie oder Praktikum.

Hier bedarf es einer genauen Kenntnis der Infrastruktur des Einzugsbereiches der Klinik bzw. der Einrichtung. Und das kann so gehen: Der noch vorhandene Arbeitsplatz des Patienten wird genutzt, eine schrittweise Wiedereingliederung z. B. nach dem "Hamburger Modell" (Wiedereingliederungsprogramm der Krankenkassen) wird in die Wege geleitet.

Aber das ist nur eine Möglichkeit.

Weitaus schwieriger ist folgende Variante:
Ein Betrieb mit dem passenden beruflichen Angebot und ein Personalchef, Meister, Leiter, Ausbilder (ich weiß nicht wie die alle heißen) wird gefunden und mit guten Argumenten "breitgeklopft", ein zunächst unentgeltliches Praktikum zur Verfügung zu stellen.

Dazu bedarf es einer gründlichen Diagnostik und Belastungserprobung des Patienten, der vermittelt werden will/soll.
Ich möchte hier einmal die Bewerbung durch Werbung für den Verkauf einer Ware ersetzen.

Wir müssen, wenn wir erfolgreich Praktika bzw. Arbeitsstellen für unsere Patienten finden wollen, wissen, was für eine "Ware" wir feilbieten.
Etwa in dem Sinne, wenn wir von Gütekriterien eines Testes sprechen, glaube ich, daß wir auch von "Gütekriterien", die Menschen haben, sprechen dürfen.

Für mich stellt sich lediglich ein Problem dar, wenn von Objektivierbarkeit der Testergebnisse gesprochen wird.
Ich glaube, das ist ein wichtiger Punkt. Wir dürfen uns aber nicht darüber hinwegtäuschen, daß bei der Diagnostik und arbeitstherapeutischen Behandlung der Test nur ein Teil des Kennenlernens ist.
Der vielleicht sogar wichtigere Teil ist das gemeinsame Tun und die Beobachtung, wie etwas getan wird.
Es geht um die Vermittlung eines Menschen und nicht rein um einen Leistungsstand.

Bei einer in diesem Sinne guten Vorbereitung auf den allgemeinen oder auch besonderen Arbeitsmarkt gibt es, wenn auch wenig, so doch bessere Vermittlungschancen.

Nach einer Einarbeitungs- und Kennenlernphase in einem Unternehmen kann es sogar sein, daß es einen Probe- und nachher einen Regelarbeitsvertrag gibt.

Hier möchte ich einen meiner Kollegen besonders erwähnen, der die Belastungserprobung Metall leitet, und der es immer wieder schafft, Geschäftsbeziehungen zur Einrichtung von Praktikumsplätzen zu nutzen.
Aber auch das ist relativ einfach.
Das machen wir (hoffentlich) alle!

Also, ist kein geeigneter Praktikumsplatz greifbar, nimmt er das Telefon- oder Branchenbuch, sucht einen Betrieb heraus, ruft an, ist nicht immer bei den ersten Versuchen erfolgreich.
Weiter gehts mit Anrufen und Werbung für eine bestimmte Person, bis sich ein bereitwilliger Arbeitgeber gefunden hat.
Auch hier, und das spricht dafür, so unkonventionell zu arbeiten, haben sich in einigen Fällen bereits befristete oder sogar unbefristete Arbeitsverträge angeschlossen.
Ich gerate in eine gewisse Begeisterung und bin sicher, daß er selbst am besten über seine Erfahrungen berichten, wichtige Impulse vermitteln und auch Mut machen kann, genau so vorzugehen.

**Daß eine kontinuierliche Betreuung am Arbeitsplatz wichtig ist, brauche ich nicht zu betonen.**

Wer diese Betreuung übernimmt, muß vor Ort geklärt werden.

Es ist wichtig, daß die Arbeitstherapeuten dort, wo vorhanden, den PSD einschalten und bereits während der noch klinischen oder teilstationären Behandlung zu den **Reha-Gesprächen** einladen, den Kontakt aufbauen und selbst Schritt für Schritt in den Hintergrund treten.
Geht das nicht, muß die Betreuung zuverlässig von den Arbeitstherapeuten selbst gestaltet werden.
In einigen Fällen ist es nötig, die Betreuung selbst beizubehalten, wenn ein Bezugspersonenwechsel zusätzlich noch nicht verkraftet wird.
Das sollte allerdings die Ausnahme sein.

Wenn ich unter anderem auch die unkonventionelle Art dargestellt habe, möchte ich besonders erwähnen, daß wir die diagnostische und arbeitstherapeutische Arbeit und Behandlung sehr genau dokumentieren.

Es wird eine **Jahresstatistik** erstellt, deren Auswertung immer interessante Ergebnisse zutage bringt.

So ist es auch möglich und ergibt einen Sinn, daß wir von wiederkehrenden Patienten einen Teil ihrer Geschichte in den Reha-Akten wiederfinden. Dadurch kann ein Stück neue, lebendige Geschichte gemeinsam geschrieben werden.

Vielleicht ist jeder Mensch ein arbeitsfähiges Wesen, es mangelt lediglich an den entsprechenden Angeboten, vielleicht auch daran, daß uns die Ideen zum kreativen Handeln fehlen.

**Vielleicht ist es auch gut, eingefahrene Gleise zu verlassen und ganz neue Strecken zu verlegen.**

**Vielleicht sind wir irgendwann am Zielbahnhof angelangt.**

**Vielleicht steuern wir einen neuen Bahnhof an!**

# Einrichtung einer Bürogruppe in der Arbeitstherapie des Zentralkrankenhauses Bremen-Ost

## Birgit Monsees

Seit etwa 10 Jahren arbeite ich in der Arbeitstherapie im ZKH Bremen Ost, deren Leitung ich vor 2 Jahren übernommen habe. Sie gliedert sich in unserem Hause folgendermaßen:
Die zentrale AT befindet sich in einem Haus des Altbaubereiches auf dem Krankenhausgelände. Sie beschäftigt und betreut ca. 70 Patienten im Rahmen der klinischen Behandlung, davon 15 teilstationär. In 6 Arbeitsgruppen mit jeweils einem Gruppenleiter bieten wir folgende Tätigkeiten an:
3 Gruppen mit industriellen Verpackungsarbeiten, die in unterschiedlichen Schwierigkeitsgraden für Firmen Waren einpacken und konfektionieren.
2 Gruppen sind beschäftigt mit industrieller Teilmontage im Elektrobereich. Dies sind ebenfalls Auftragsarbeiten von Firmen. Im Einzelfall und bei besonderer Nachfrage führen wir Holzverarbeitungs- und Fahrradreparaturarbeiten durch.
Und seit Mitte 1990 betreue ich Patienten, die Interesse an Büroarbeiten haben.
Zusätzlich bieten wir 30 – 40 arbeitstherapeutische Plätze in den Bereichen der klinischen Gärtnerei, Wäscherei, Archiv und bei den Handwerkern an, die von den dort tätigen Mitarbeitern betreut und von einem Arbeitstherapeuten aus unserem Hause begleitet werden.

Weil nur möglichst reale Arbeitssituationen die Schlußfolgerung zulassen, ob sich jemand auf dem allgemeinen Arbeitsmarkt behaupten kann, liegt ein hohes Interesse der Arbeitstherapie darin, Firmen für Praktikumsplätze zu gewinnen. Hierbei unterstützt uns vor allem das in unserem Hause befindliche, EGgeförderte Projekt PAS, dessen Zielsetzung die Eingliederung von 30 psychisch Behinderten in Bremer Kleinbetrieben ist.

Somit bin ich schon dabei, eines der weiterführenden Arbeitsangebote für psychisch Behinderte nach Abschluß der arbeitstherapeutischen Behandlung aufzuführen. Allerdings vermitteln wir die größere Zahl der von uns entlassenen Patienten an einen beschützten Arbeitsplatz. Hier die Auflistung einiger unserer Hauptkoordinationspartner:
Dies ist vor allem die Werkstatt Bremen, die für psychisch Kranke 150 WfB-Arbeitsplätze in ihren Werkstätten für Behinderte bereitstellt. Die psych. Behinderten arbeiten hier teilweise mit geistig, körperlich und Lernbehinderten im üblichen Rahmen der Lohnfertigungs- und Eigenfertigungsarbeiten zusammen.

Ein weiteres Angebot der Werkstatt Bremen sind 120 WfB-Arbeitsplätze in 8 Kleinwerkstätten, die nur für psych. Behinderte konzipiert sind. Diese enthalten folgende Tätigkeitsfelder:

a) Geräte- u. Fahrradreparatur

b) Verkauf von Fahrrädern und Zubehör

c) Nähwerkstätten (Fertigung von Bettwäsche und Gardinen)

d) Druckerei (OFFSETDRUCK, Layout, Computersatz, Buchbinderei)

e) Gartenbaubetrieb (Gemüse- und Zierpflanzenanbau, Gartenpflege)

f) Büroservice (Büro- und Schreibmaschinenservice, Microverfilmung, Textverarbeitung)

Ferner gibt es in Bremen 40 Beschäftigungsplätze in den Tagesstätten für psych. Kranke, die teilweise mehrfach besetzt sind (stundenweise Tätigkeiten).

Wir in der AT trainieren und testen die Belastbarkeit des psych. Kranken im Hinblick auf berufliche und sozioemotionale Aspekte, um dann in Zusammenarbeit mit den behandelnden Stationen eine baldmögliche Wiedereingliederung des Patienten in größtmögliche "normale" und eigenständige Lebensweise zu erreichen. Dazu gehört für den psych. Kranken oft eine sinnvolle Beschäftigung, die ihm eine feste Tagesstruktur vorgibt und es ihm erleichtert, soziale Kontakte zu haben.

Der Gruppenleiter in der AT stellt dem Patienten die für ihn infrage kommenden Arbeits- oder Beschäftigungsmöglichkeiten vor und erarbeitet mit ihm die Fähigkeiten, die er benötigt, um den Anforderungen der angestrebten Maßnahme gewachsen zu sein.

Vielleicht ist Ihnen bei der Auflistung der arbeitstherapeutischen Angebote in unserer Klinik schon aufgefallen, daß die Betätigungsfelder in unserem Hause überwiegend in handwerklichen, industriellen und Dienstleistungsbereichen liegen. Das Archiv bot bis vor kurzem das einzige Übungsfeld, wenn ein Patient Interesse an Büroarbeiten hatte, aber auch hier waren die Anforderungen für die meisten zu wenig differenziert. Außerdem fiel es mir auf, daß viele Patienten in unserem Hause nach einem durch ihre Krankheit abgebrochenem Studium eher eine berufliche Ausbildung oder Umschulung in kaufmännische oder andere Bürotätigkeiten anstrebten. Unsere bisherigen Angebote ließen aber keine Prognose darüber zu, ob eine solche Maßnahme durchzuführen sinnvoll erscheint. Wir schickten diese Patienten meist in die Berufsfindungsmaßnahmen des Reichsbundes, wo sie oftmals total überfordert waren.

Im Januar 1990 wurde der Arbeitsplatz eines schwerbehinderten Kollegen in unserem Hause in Zusammenarbeit mit dem HdA-Projekt mit einem Siemens-PC ausgestattet. Daraus ergab sich für mich die Möglichkeit, mit ihm zusammen die Anwendung der EDV-Programme "MS-Word" und "MS-Multiplan" zu erlernen und die Idee, "das Loch in unserem arbeitstherapeutischen System zu stopfen". Aus Jahresinvestitionsmitteln wurden die Einrichtung von arbeitstherapeutischen Büroarbeitsplätzen – ausgestattet mit einem PC – für die Arbeitstherapie beantragt und bewilligt.

Die damalige personelle Situation in der AT ließ es zu, daß ich mich intensiv um die Ausarbeitung der Lern- und Übungsprogramme für diese neue Gruppe kümmern konnte.

Hier stelle ich ihnen kurz vor, welche Übungsfelder ich bis jetzt anzubieten habe, wobei ich besonders darauf hinweisen möchte, daß ich selten nach einem festen Konzept arbeite, sondern für jeden Patienten individuelle Aufgaben zurechtstricke.

1. **Schreibmaschine schreiben**

   Die neuen Schreibmaschinen sind schon fast kleine Computer, deren Bedienung für viele eine hohe Anforderung darstellt, so daß ich mit kleinen, einfachen Texten beginne, damit sich der Patient zunächst nur auf das Kennenlernen der Tastatur konzentrieren kann. Erst später werden die Texte nach und nach immer fachlicher, mit vielen Fremdwörtern und differenzierteren Formatierungsanforderungen. Außerdem kann der Patient das Schreiben nach Diktaphon bei mir üben.

2. **Karteikarten sortieren**

   Das sichere und schnelle Umgehen mit der Reihenfolge des Alphabets und von Zahlen ist für psych. Kranke eine hohe Anforderung an die Konzentrationsfähigkeit.

3. Der **Umgang mit dem Postleitzahlenverzeichnis, Telefonbuch und Branchenverzeichnis**

4. Die **Bedienung einer Rechenmaschine**

5. **Rechnungen schreiben**
   Da wir in unserem Hause in allen anderen Bereichen Auftragsarbeiten für Firmen durchführen und diese monatlich in Rechnung stellen, bieten sich hier eine Reihe von Übungsmöglichkeiten an. Zusätzlich habe ich noch Arbeitsproben zur Erstellung von Kostenvoranschlägen entwickelt.

6. **Übersetzungsarbeiten** in Englisch und Französisch

7. Die **Anwendung** der **PC-Programme** "MS Word" und "MS Multiplan"

   Dabei gehe ich folgendermaßen vor:
   Nachdem der Patient sich durch Schreiben und Korrektur von Texten in die Tastatur des PC's eingeübt hat, bekommt er ein

Aufgabenblatt von mir, auf dem ein kurzer Text steht, den er abschreiben muß. Darunter stehen Anweisungen zur Veränderung und/ oder Formatierung des Textes mit der genauen Erklärung, wie der Patient dabei vorzugehen hat. Erst im zweiten Schritt muß er seinen Text nach Anweisungen bearbeiten, ohne daß ihm erklärt wird, wie er dabei zu verfahren hat. Der Patient kann aber seine Unterlagen zu Hilfe nehmen, und natürlich stehe ich jederzeit für Fragen zur Verfügung, (eine wichtige sozioemotionale Übung, auf die ich später noch einmal genauer eingehen werde). Die Aufgaben sind so gestuft, daß sie nach und nach immer komplexer und schwieriger werden, wobei natürlich vieles Wiederholung ist.

Jetzt möchte ich einige Schwerpunkte aufführen, von denen ich meine, daß man sie bei der Arbeit mit psychisch Kranken am PC besonders bedenken sollte:

Es ist notwendig, daß sich der Patient schon einigermaßen sicher bei der Bedienung der Schreibmaschinentastatur fühlt. Er hat oftmals, bedingt durch seine Krankheit und Nebenwirkungen der Medikamente, so starke Konzentrationsschwierigkeiten, daß er meistens überfordert ist mit der Vielzahl der Tasten am PC und ihrer Anwendung.

Psychisch Kranke haben häufig verstärkte Probleme, wenn ihnen jemand zu nahe kommt, d. h. hier: beim Arbeiten ständig auf die Finger guckt, Anweisungen gibt und korrigiert. Die innere Anspannung wird immer größer und führt dann oft zum völligen Zusammenbruch der Konzentrationsfähigkeit (sie sind nicht mehr in der Lage, einen klaren Gedanken zu fassen). Aus diesem Grund ist es wichtig, das Lernprogramm so zu gestalten, daß der Patient schon nach kurzer Erklärung relativ selbständig die Übungen durchführen kann, (d. h. kleine Lernschritte und viele Wiederholungsübungen).

Erst wenn der Patient sicher ist in der Handhabung der am häufigsten gebrauchten Tasten und Tastenkombinationen bei der Anwendung der Programme, verwende ich das erste Mal die Computerlernprogrammdiskette, um ihn langsam an die "Computersprache" zu gewöhnen. Je nach Fähigkeit des Patienten lasse ich ihn das Gelernte in eigenen Worten noch einmal aufschreiben oder von einer von mir entworfenen Vorlage abschreiben, damit er sofort seine eigenen Unterlagen hat und beim Arbeiten am PC nicht nur auf sein Gedächtnis angewiesen ist, sondern von Anfang an das Nachschlagen lernt, ohne gleich die "dicken Wälzer" benutzen zu müssen.

Die Übungen am PC sollten anfänglich nicht länger als eine Stunde andauern, weil die Konzentrationsfähigkeit, wie schon beschrieben, bei den meisten meiner Patienten stark beeinträchtigt ist.

Vielleicht kann ich Ihnen anhand einiger Fallbeispiele verdeutlichen, wie meine Arbeit im einzelnen aussieht.

Herr P., 28 Jahre alt, wurde während eines wiederholten Klinikaufenthaltes als jemand, der schon 2 relativ erfolglose AT-Versuche in der Gärtnerei und bei uns in der Lampenmontage hinter sich hatte, erneut zur Arbeitstherapie angemeldet. Nach einem abgebrochenem Studium hatte Herr P. sich als Schlagzeugspieler in einigen Musikgruppen den Lebensunterhalt verdient. Dabei reiste er durch einige Länder Westeuropas. Natürlich war es sein Wunsch, die alte Beschäftigung wieder aufzunehmen. Dies ließ aber seine Krankheit nicht zu. Die behandelnde Ärztin und Soz.Päd. wiesen uns darauf hin, daß Herr P. auf den Boden der Tatsachen gelenkt werden muß, um sich nicht wieder in "Spinnereien" zu verlieren.

In der AT zeigte er keine Motivation für irgendeine Tätigkeit. Schon nach kurzer Zeit demonstrierte er Lustlosigkeit und kein Interesse. Auf eigenen Wunsch ging er nach der letzten klinischen Entlassung in die Kleinwerkstatt, um dort das Schreiben an der Schreibmaschine zu erlernen. Dorthin sollte er nach einem kurzem Vortraining bei mir auch wieder zurückkehren.

Im Vorstellungsgespräch zeigte Herr P. sich interessiert, am PC zu arbeiten. Wir führten einige Übungsstunden durch, und ich stellte fest, daß ihm das Erlernen der Anwendung der EDV-Programme keine Probleme bereitete. Allerdings schon seine Körperhaltung bei der Arbeit, und in welchem "Schneckentempo" er sich daran machte, Texte abzuschreiben, waren Ausdruck genug darüber, wie wenig ihn das alles interessierte. Die Rücksprache mit der Kollegin aus der Kleinwerkstatt ergab, daß seine Arbeitshaltung dort keineswegs anders war.

In einem längeren Gespräch über sein Arbeitsverhalten erklärte mir Herr P., daß er Englisch und Musik studieren wolle und sich schon in der Uni Oldenburg um einen Studienplatz beworben habe. Etwas argwöhnisch hinterfragte ich diesen Plan. Aber seine Erläuterungen schienen mir sehr plausibel, und die Tatsache, daß Herr P. nach langer Zeit mal wieder aktiv selbst etwas in die Hand genommen hatte, so förderungswürdig, daß ich diesem Unternehmen zunächst einmal nichts entgegensetzte, sondern ihm meine Hilfe und Unterstützung anbot. Ab sofort führte ich mit Herrn P. nur noch Übersetzungsarbeiten durch. Da ich einige fachspezifische, englische Aufsätze und deren Übersetzungen parat hatte, bedeutete dies für Herrn P., auch hin und wieder an seine Leistungsgrenzen bei der Arbeit zu kommen. Zum ersten Mal zeigte Herr P. Interesse an dem, was er tat. Ich hatte ihn nie zuvor so engagiert, zügig, und konzentriert arbeiten sehen. Natürlich war ich mir nicht sicher, ob Herr P. den Anforderungen eines Studiums gewachsen ist, aber seine fundierten Englischkenntnisse, sein hohes Interesse und auch Erfahrung in der Musik und vor allem, wie engagiert er sein Leben wieder in die Hand nahm, überzeugten mich davon, daß dies am ehesten der Weg sein könne, ihm eine lebenswerte Perspektive zu bieten.
Seine Aufenthaltsdauer bei mir war insgesamt 2 Monate.

Frau B. ist 40 Jahre alt und gelernte Fremdsprachenkorrespondentin. Sie war schon einige Male während einer klinischen Behandlung auch in der AT. Im Mai 1988 konnte ihr eine Kollegin im Hause einen ausgelagerten AT-Platz im Rahmen eines Forschungsprojektes an der Uni Bremen vermitteln. Im Schreibdienst des Fachbereichs für soziale Dienste wurde Frau B. in das EDV-Programm Word 4 eingewiesen. Bei den regelmäßigen Gesprächen, die die Kollegin mit Frau B. und dem Fachbereichsleiter führte, stellte es sich heraus, daß der Fachbereichsleiter mit den Leistungen von Frau B. sehr zufrieden war, sie sich aber wenig zutraute und sehr unsicher in der Beurteilung ihrer Leistung ist. Nach einer zweijährigen Erprobungsphase erschien Frau B. so stabil, daß sie einen Arbeitsvertrag nach BSHG 19 erhielt. Dieser Schritt und eine gleichzeitig private Überforderung ließen es dazu kommen, daß sie dekompensierte und im August 1990 wieder in die Klinik eingeliefert werden mußte.

Hier setzte sich die Kollegin sofort mit dem Fachbereichsleiter in Verbindung und fand heraus, daß vielleicht einiges hätte verhindert werden können, wenn dieser sich rechtzeitig bei ihr gemeldet hätte. Man vereinbarte, daß Frau B. nach Abschluß der klinischen Behandlung an ihren Arbeitsplatz wieder zurückkehren könne.

Nun doch schon einige Zeit aus der alten Arbeit heraus, hatte Frau B. Angst, in der Anwendung des EDV–Programmes zuviel vergessen zu haben. Aus diesem Grunde wurde sie bei mir zu einigen Übungsstunden am PC angemeldet. Sie hatte keineswegs soviel verlernt, war nur sehr unsicher und traute sich kaum etwas zu. Ich ging mit ihr das Lernprogramm durch, und wir erarbeiteten die Themen, von denen Frau B. meinte, Unsicherheiten zu haben. Ihre Bedenken, daß sie an ihrem Arbeitsplatz alles wieder vergessen haben würde, konnte ich beseitigen, indem ich sie das Erlernte aufschreiben oder die Zusammenfassung vom Lernprogramm ausdrucken ließ. Dies konnte sie zur Unterstützung an ihrem Arbeitsplatz verwenden.

Nach kurzer Zeit hatte Frau B. ihre alte Sicherheit wiedererlangt und konnte an ihren Arbeitsplatz zurückkehren.
Ihr Aufenthalt bei mir war ca. 6 Wochen tägl. 1,5 Std.

Frau E., Anfang 20, hat eine Ausbildung zur Bürogehilfin im Reichsbund Bremen nicht geschafft. Nach einem längeren Klinikaufenthalt meldete sie sich im PAS–Projekt an, das ihr zu einer einfachen Arbeit im Büro verhelfen sollte. Die Mitarbeiterin verwies Frau E. zunächst einmal an die Werkstatt Bremen, wo sie sich im Büroservice langsam ans Arbeiten gewöhnen sollte. Außerdem bat mich die Kollegin aus dem PAS–Projekt, einmal in der Woche ein intensives Belastungstraining mit Frau E. durchzuführen, um eine weitere, realistische Einschätzung darüber zu bekommen, ob sie den Anforderungen eines Büroarbeitsplatzes auf dem freien Arbeitsmarkt gewachsen sei.

Frau E. war ungeheuer lernbegierig, überforderte sich aber permanent dabei. Das Niveau, ihr etwas verständlich zu machen, war eher unten anzusetzen, und das Vermögen, sich auf eine neue Sache längere Zeit zu konzentrieren, sehr unterschiedlich, was sowohl vom Schwierigkeitsgrad der Arbeit als auch von ihrem Gemütszustand abhängig war. Es gab Tage, an denen sie schon bei ganz einfachen Texten oder Rechnungen einen Flüchtigkeitsfehler nach dem anderen machte. Abrechnungen zu erstellen war eine Anforderung, die ihr ein Höchstmaß an Konzentration abverlangte und regelmäßig Kopfschmerzen auslöste. Das Arbeiten am PC machte ihr viel Spaß, aber es brauchte viele, viele Wiederholungen, bis sie auch ganz einfache Formatierungsanwendungen wirklich begriffen hatte.

Insgesamt wirkte Frau E. auf mich wie ein kleines Mädchen, das davon träumt, eine Schreibdame im Büro zu sein, es dabei aber vergessen hat, erwachsen zu werden. Und da war der Knackpunkt. Frau E. lebt nach wie vor bei ihren Eltern, und wie ich meine, sind es im Grunde deren Ansprüche, die sie immer wieder in Überforderungssituationen hineinmanövrieren. Eigentlich entspricht der Büroarbeitsplatz in der Kleinwerkstatt ihrem Leistungsvermögen. Aber die Angst, ihre Eltern zu enttäuschen, läßt sie immer wieder nach Zielen streben, die gar nicht ihren, sondern den Vorstellungen der Eltern entsprechen. Ich versuchte ihr immer wieder zu verdeutlichen, welchem Streß sie sich aussetzte mit einer Tätigkeit in der freien Wirtschaft, und vor allem, daß sie dort ihre Gesundheit wieder aufs Spiel setze.

Nach und nach konnte ich Frau E. dazu bewegen, sich einmal mit ihren Eltern über diese Problematik auszusprechen und sich doch noch eine längere Zeit mit dem WfB-Arbeitsplatz im Büroservice zu arrangieren. Erst wenn sie für sich selbst das Gefühl habe, dort unterfordert zu sein, könnten wir uns gemeinsam noch einmal überlegen, wie und was wir verändern und/oder fördern sollten. Allerdings bin ich sicher, daß die Kollegen in der Kleinwerkstatt ihr dann viel näher stehen werden, als daß sie sich an mich wenden wird.
Frau E. wurde ca. 1/2 Jahr einmal in der Woche von mir betreut.

Dies sind 3 Fallbeispiele von ca. 15 Patienten, die ich inzwischen in meiner Gruppe betreut habe. Die überwiegende Anzahl der Patienten hatte eine einschlägige Ausbildung absolviert oder zumindest im Büro gearbeitet. Bei vielen ging es darum, im Anschluß eine Tätigkeit auf dem freien Arbeitsmarkt zu erhalten. Aber wenn jemand lange Jahre nicht berufstätig war, kann die klinische Arbeitstherapie meiner Meinung nach nur eine erste Trainingsmöglichkeit sein, um dann weitere Belastungserprobungen durchzuführen.

Psych. Kranke brauchen viel Zeit und häufig auch immer wieder Rückzugsmöglichkeiten, um ihre Defizite aufzuarbeiten. Sie stoßen oft dort an ihre Leistungsgrenzen, wo rasches, präzises Handeln notwendig ist oder kurzfristig selbständige Entscheidungen zu treffen sind. Viele Büroarbeitsplätze stellen aber gerade in dieser Hinsicht hohe Anforderungen. Nach meiner Einschätzung können nur reale Erprobungsfelder, wie ausgelagerte Arbeitstherapieplätze in Firmen mit realen Leistungsanforderungen und vor allem Reflektionsmöglichkeiten bei sozioemotionalen Problemen, den psych. Kranken so stabilisieren, daß er es lernt, mit seinen Selbstzweifeln und Gefühlsschwankungen angemessen umzugehen.

# Sozialpsychiatrische Tagesstätte – eine Herausforderung für Beschäftigungs– und ArbeitstherapeutInnen

Ulrike Marotzki / Christiane Rokahr

## 1. Einleitende Bemerkungen zum klinischen und außerklinischen sozialpsychiatrischen Arbeiten von Ergotherapeutinnen

Die *Geschichte unseres Berufes* ist eng mit der Entwicklung der Medizin und der klinischen Rehabilitation verflochten. Ein Großteil der Ausbildungsinhalte betreffen medizinische Fächer und Krankheitslehre. Wir haben gelernt, uns in einer medizinischen Fachsprache zu bewegen, Krankheitszeichen zu erkennen und diese zu Ausgangspunkten einer gezielten ergotherapeutischen Vorgehensweise zu machen.

Die *Rahmenbedingungen* klinischer Ergotherapie entsprechen dem hierarchischen arbeitsteiligen medizinischen Modell. Der Arzt überweist den Patienten zur Behandlung. Dieser kommt und geht zu festgesetzten Zeiten in die Ergotherapieabteilung oder Räumlichkeiten auf Station, die für die Ergotherapie vorgesehen sind. Ergotherapeutinnen haben ihre Räumlichkeiten – ihr Revier –, das sie ihren Angeboten entsprechend gestalten. Und sie haben ihre FachkollegInnen, mit denen sie ihr berufliches Selbstverständnis – zumindest teilweise – teilen. Es gibt tradierte Selbstverständlichkeiten unterschiedlicher Art, die unterhalb der Diskussionsnotwendigkeit liegen. Der weitaus größte Teil unserer BerufskollegInnen arbeitet in Kliniken.

Ergotherapeutisches Arbeiten außerhalb der Klinik, damit meinen wir hier die gemeindenahen komplementären Einrichtungen mit multiprofessionellen Teams, wie z. B. Wohn- und Übergangsheime, Tagesstätten und Betreutes Wohnen, Einrichtungen, die sich großenteils über die Sozialhilfe – nicht über die Krankenkasse – finanzieren (siehe Abb. 1), stellen unsere Berufsgruppe vor eine Reihe von Problemen – positiv formuliert: Herausforderungen – auf unterschiedlichen Ebenen.

**Abbildung1: Standardversorgung in der Übersicht**

| *Vorfeld psychiatrischer, psychotherapeutischer, rehabilitativer Dienste* | |
|---|---|
| praktische Ärzte<br>Ärzte anderer Disziplinen | Beratungsstellen psychosoziale Kontaktstellen |

| *Ambulante Dienste* | |
|---|---|
| niedergelassene Nervenärzte | niedergelassene Fachpsychotherapeuten |

| *Ambulante u. halbstat. Dienste an Krankenhäusern* | *Stationäre Dienste* | *Komplementäre Dienste* | *Spezielle rehabilitative Dienste* |
|---|---|---|---|
| z.B.<br>Fachambulanzen<br><br>Tageskliniken | z.B.<br>psychiatr. Abteilungen an Allgemeinkrankenhäusern<br><br>Landeskrankenhäuser | z.B. Übergangswohnheime<br><br>Beschützte Wohngruppen<br><br>Betreutes Wohnen<br><br>Tagesstätten<br><br>Patientenclubs | z.B.<br>Werkstätten für Behinderte<br><br>Beschützte Arbeitsplätze<br><br>Berufliches Trainingszentrum |

*Voraussetzungen und Rahmenbedingungen* ergotherapeutischer Arbeit bedürfen einer Neufassung. D. h., die – im Vergleich zur Klinik – veränderten Voraussetzungen müssen differenziert beschrieben werden, und das ergotherapeutische Instrumentarium muß auf diese Voraussetzungen neu abgestimmt werden.

Wichtig ist hierbei, daß diese Aufgabe zur Neuorientierung nicht in erster Linie berufsspezifisch ist. Alle Berufsgruppen, die sich in diesem neuen Arbeitsfeld der gemeindenahen Versorgung befinden, müssen umdenken. Dies allerdings im besonderen Maße, wenn sie aus dem klinischen Bereich kommen.

Um die Herausforderung erstmal berufsgruppenübergreifend zu formulieren: Es gilt ein Arbeitskonzept zu entwickeln, welches die *Nähe zu den Lebens- und Arbeitsorten* der KlientInnen als notwendig begründet. Ausgangspunkt des helfenden Handelns soll dabei nicht die Krankheit bzw. Diagnose sein, sondern der vertraute Lebenszusammenhang und damit das Herzstück des Wirkens und der Kompetenz der Betroffenen – ihr Alltag –, den sie – und sei es in ganz elementarer Form – *bewältigen*.

Auch wenn die ErgotherapeutInnen innerhalb des klinischen Bereichs das praktische Instrumentarium an der Hand haben, welches am ehesten dazu geeignet ist, an den *gesunden Anteilen* des Patienten anzusetzen, fällt der Bezug auf den eigenen Ansatz außerhalb der Klinik schwer. Vielleicht ist es aber auch kein Zufall, daß gerade der ergotherapeutische Aufgabenbereich der *Hilfe zur Selbsthilfe* in der Psychiatrie so wenig ausbuchstabiert wurde. Hier können wir von den KollegInnen in Neurologie und Orthopädie lernen. Wir denken, *Hilfe zur Selbsthilfe* ist der komplexe Aufgabenbereich für ErgotherapeutInnen im komplementären außerklinischen Bereich der Psychiatrie, und dieser Bereich muß für die Ergotherapie noch genauer gefaßt werden.

SozialwissenschaftlerInnen, SozialarbeiterInnen und PsychologInnen waren hier – jedenfalls in der theoretischen Begründung – schneller. Für ihre Anstrengungen, sich neu zu orientieren, stehen Begriffe wie *Alltagswende und Gemeindepsychologie*.

Die Beschäftigungs- und Arbeitstherapie kann nicht im vergleichbaren Maß mit theoretischen Anstrengungen zur Neubegründung ihres Ansatzes im Zeichen sich wandelnder Anforderungen reagieren; dies sieht die Ausbildung nicht vor. Konsequenz hieraus ist, daß andere Berufsgruppen genuin ergotherapeutische Arbeitsfelder außerhalb der Klinik für sich in Anspruch nehmen, nicht weil ihr Handwerkszeug geeigneter ist, sondern weil sie in der theoretisch vorbereiteten Begründung besser sind.

Ergotherapeutische KollegInnen in außerklinischen Arbeitsfeldern leisten umfassende Pionierarbeit. – Um im Bild zu bleiben – sie erschließen neue Territorien mit – im Vergleich zur Klinik – fremden Organisations– und Umgangsformen:

ErgotherapeutInnen in der Gemeindepsychiatrie müssen häufig auf ihre *vier Abteilungswände* – die auch einen Schutz darstellen können – verzichten. Sie müssen lernen, in den Wohnungen der KlientInnen oder den Gemeinschaftsräumlichkeiten der Zentren ihre Abteilung zu erkennen. Was aber das Schwierige ist, sie müssen sich in die Regeln und Organisationsformen, die in diesen Lebensräumen praktiziert werden, strenggenommen von den KlientInnen, als seien es ErgotherapeutInnen, einführen lassen; erst dann beginnt eine Unterstützung, die wirklich lebensnah ist.

ErgotherapeutInnen in der Gemeindepsychiatrie müssen sich gegenüber KollegInnen erklären, die von Ergotherapie nichts verstehen und mit ihnen um eine gemeinsame Sprache ringen.

Sie müssen sich von KlientInnen fragen lassen, was sie denn tun, wenn sie keinen BT–Raum haben. Häufig sind es allerdings die KlientInnen, die sehr schnell das neue Angebot der Ergotherapie zu schätzen wissen.

## 2. Vorstellung der Hamburger Tagesstätten

### 2.1 Die Expertenkommission zum Arbeitsauftrag von Tagesstätten

*Tagesstätten neben Einrichtungen mit Kontaktstellenfunktion sollen dazu beitragen, eine Lücke zwischen stationärer und ambulanter Versorgung zu schließen.*

Aus den Empfehlungen der Expertenkommission der Bundesregierung zur Reform der psychiatrischen Versorgung (Nov. 88):

*"Unter Tagesstätten sollen Einrichtungen verstanden werden, die bei wochentäglicher Öffnungszeit einer jeweils fest zusammengesetzten Gruppe von schwer psychisch Kranken und Behinderten längerfristi-*

*ge beschäftigungs– und arbeitstherapeutische Programme anbieten."*

Es wird darauf hingewiesen, daß lebenspraktische Maßnahmen dann gute Erfolgsaussichten haben, wenn Betroffene über einen schutzgewährenden institutionellen Rückhalt durch kommunikative und aktive Angebote zur Teilnahme an Gruppenprogrammen motiviert werden und so Selbstvertrauen und Zugang zu ihren eigenen aktiven Möglichkeiten gewinnen können.

## 2.2 Rahmenbedingungen der Hamburger Tagesstätten

Die beiden Hamburger Tagesstätten bieten – gemäß obiger Zielsetzung – in unterschiedlicher Weise ein Programm an, welches vom Zeitvolumen einer normalen Arbeitswoche gleicht.

Folgende *Rahmeninformationen* treffen auf beide Tagesstätten zu:

Die Tagesstätten Eimsbüttel (seit 1976) und Eilbek (seit 1983) sind sozialpsychiatrische Einrichtungen der außerklinischen Rehabilitation für psychisch kranke Erwachsene nach den §§ 39/40 BSHG. Die Trägerin dieser Einrichtungen ist die *Hamburgische Gesellschaft für soziale Psychiatrie* (HGSP), ein Landesverband der *Deutschen Gesellschaft für soziale Psychiatrie* (DGSP).

Die *Finanzierung* ist über kostendeckende Pflegesätze gesichert, die mit der dafür zuständigen Behörde für Arbeit, Gesundheit und Soziales (BAGS) vereinbart sind (z. B. lag 1986 der Pflegesatz für die Tagesstätte Eimsbüttel bei 128,70 DM). Die Kostenzusagen gelten jeweils für ein halbes Jahr und werden auf Antrag um wiederum ein halbes Jahr verlängert. In Einzelfällen müssen sich die KlientInnen an den Kosten der Maßnahme beteiligen.

Die *Aufenthaltsdauer* ist individuell verschieden, beträgt aber in der Regel zwischen einem halben und drei Jahren.

*Aufgenommen* werden Betroffene zwischen 18 und ca. 60 Jahren, die nach einem Krankenhausaufenthalt in der Psychiatrie einen Übergang in die alte oder neue Umgebung suchen und eventuell ins Arbeitsleben zurückkehren möchten. Andere befinden sich in einer Krise und wollen sich über das längerfristig angelegte Rehabilitationsprogramm der Tagesstätten stabilisieren. Krankenhausaufenthalten soll mit dem Besuch der Tagesstätte vorgebeugt werden.

Angestrebt wird nach dem *Prinzip des gemeindenahen Arbeitens* eine Versorgung der in der jeweiligen Region lebenden Betroffenen, da es aber nur zwei Tagesstätten im Hamburger Gebiet gibt, ist der Regionalisierungsgedanke, nur für einen Sektor zuständig zu sein, nicht aufrechtzuerhalten.

Eine weitere Voraussetzung für die Aufnahme ist eine *eigene Wohnung*, das kann auch eine Wohnung mit dem/der PartnerIn sein, eine Wohngemeinschaft oder die Wohnung der Eltern. Der überwiegende Teil der KlientInnen finanziert den *Lebensunterhalt* über Sozialhilfe, Erwerbsunfähigkeitsrente oder über die Eltern. Der weitaus geringere Teil bezieht Krankengeld. So stehen die meisten oft schon lange außerhalb des Arbeitsmarktes.

Die gewählte Organisationsform der Einrichtungen ist die *Selbstverwaltung*. Das bedeutet, daß die Arbeit von allen KollegInnen gemeinsam geplant, koordiniert und verantwortet wird.

Dieses weitergefaßte Arbeitsfeld erfordert ein hohes Maß an Engagement: z. B. sind neben den therapeutischen Tätigkeiten Beiratsfunktionen zu übernehmen, außerdem müssen Personalfragen, konzeptionelle und finanzielle Aufgaben selbständig geklärt werden.

## 2.3 Programmdarstellung

Wir möchten nun auf das Angebot der *Tagesstätte Eilbek* eingehen.
Die Tagesstätte Eilbek hat ihren Platz in einer ehemaligen Ladenwohnung und bietet 12 KlientInnen folgendes tagesstrukturierende Programm an (siehe Abb. 2):

Hauptsächlich lassen sich drei Säulen des Angebotes herausstellen:

– das *Gruppenangebot* (handlungs– und gesprächsorientiert)

– die *Selbstversorgung*

– das *Bezugspersonensystem*

**Abildung 2: Wochenplan der Tagesstätte Eilbek**

| Montag | Dienstag | Mittwoch | Donnerstag | Freitag | Samstag |
|---|---|---|---|---|---|
| Frühstück | Frühstück | Frühstück | Frühstück mit Ehemaligen | Frühstück | |
| Wochenendnachbesprechung | Gruppe Arbeitsfindung | Schwimmen | Arzt- und Behördengänge | Kochgruppe | |
| Einkauf Kochen Mittagessen | Einkauf Kochen Mittagessen | Einkauf Kochen Mittagessen | Einkauf Kochen Mittagessen | Einkauf Kochen Mittagessen | nachmittags: selbstorganisiertes |
| Werkgruppe (außerhalb) | Außenaktivitäten | Bewegungsgruppe (außerhalb) | Gesprächsgruppe | Wochenendvorbesprechung | Treffen in der Tagesstätte |
| | | | Abendrunde | | oder im Schrebergarten |

Dem sozialpsychiatrischen Grundsatz gemäß geht es in der Tagesstätte nicht um Heilung psychischer Krankheit im Sinne einer individuellen Symptombehandlung, sondern um die *Veränderung und Verbesserung der problematischen Lebensbedingungen*, unter denen die BesucherInnen leiden. Im Zentrum der Tagesstättenarbeit stehen die Pflege der zwischenmenschlichen Beziehungen, in denen sich die Störungen ausdrücken, und die Herstellung eines gemeinsamen Alltags. Um stabile Beziehungen zu ermöglichen, ist der geregelte "normale" Tagesablauf sehr wichtig. Zum Verbessern der Lebensumstände außerhalb der Tagesstätte werden Hilfestellungen angeboten, z. B. Hilfe beim Absichern des Lebensunterhaltes, Hilfe beim Zurechtkommen mit der eigenen Wohnung etc.

## 2.4 Ziele

Diese Ziele können unter anderem sein:

- Gewöhnen an einen Tagesrhythmus
- (Wieder-)Erwerb der Fertigkeiten zur Selbstversorgung (Einkaufen, Kochen, Körperpflege)
- Lernen, mit der Krankheit umzugehen, z. B. auf erste Anzeichen achten, regelmäßig Medikamente einnehmen, rechtzeitig Hilfe in Anspruch nehmen, in der Krise nicht alles aufgeben
- Trainieren von Ausdauer und Kontinuität
- Orientierung an der Wirklichkeit *draußen* (Außenkontakte, z. B. bei Aktivitäten, Ausflügen)
- Kreativitätsförderung
- Einüben des Umgangs mit Behörden und anderen Einrichtungen
- soziale Fähigkeiten einüben bzw. neuerwerben (Kontaktaufnahme, Beziehungen aufnehmen und halten, Auseinandersetzungen üben, den eigenen Platz in der Gruppe finden...)
- mit anderen Spaß haben
- Planung einer Zukunftsperspektive nach der Tagesstätte
- Selbsterfahrung – durch Rückmeldung der Gruppe
    - durch praktisches Handeln
    - durch Auseinandersetzungen mit MitarbeiterInnen und MitbesucherInnen
- den eigenen Körper erleben bei Sport und Schwimmen
- die Selbstwahrnehmung schärfen – eigene Gefühle wahrnehmen und unterscheiden, auf eigene Wünsche achten, Kräfte einteilen lernen.

Das Spektrum der Ziele ist weit gestreut. So kann für die eine viel erreicht sein, wenn sie der Einsamkeit zu Hause entflieht und nicht gleich in ein Krankenhaus geht, wenn sie sich nicht gut fühlt. Für einen anderen können die Ziele dahin gehen, für sich einen Lebensplan mit beruflicher Perspektive zu entwerfen und die ersten Schritte über eine Belastungserprobung – z. B. in Form eines Praktikums – von der Tagesstätte aus einzuleiten.

Zusammenfassend lassen sich daraus zwei Hauptzielrichtungen festhalten:
der Erwerb von Fähigkeiten, *mit der Außenwelt* besser zurechtzukommen, und der Erwerb von Fähigkeiten, besser *mit sich selbst* klarzukommen.

## 2.5 Teamarbeit und Multiprofessionalität

Der Gruppe von BesucherInnen steht ein multiprofessionelles Team gegenüber, welches sich aus den Berufsgruppen Krankenpflege, Ergotherapie, Psychologie, Sozialarbeit und einem Zivildienstleistenden zusammensetzt.

Es findet regelmäßig Supervision statt.

Da die Kernarbeit innerhalb der Tagesstätte darin besteht, mit den BesucherInnen viele verschiedene – v. a. alltägliche Situationen – zu teilen, ist der/die MitarbeiterIn nicht nur als SpezialistIn, sondern als ganze Person mit ihren verschiedenen Fähigkeiten und Schwächen gefordert.
Die Arbeit in der Tagesstätte Eilbek ist im besonderen Maße öffentlich, individuelle Rückzugsorte, verschärft durch die Raumsituation, gibt es nicht, z. B. teilen sich alle MitarbeiterInnen ein einziges Büro.

Die wichtigsten Punkte der Teamarbeit sind für uns:

– intensiver Informationsaustausch untereinander und dadurch Vervollständigung des Bildes der KlientInnen

– Spezialwissen der verschiedenen Professionen, dadurch breites Handlungsspektrum
  Die Kumulation des Wissens im Team bewirkt einen breiten Handlungsspielraum, der bei der Zusammenarbeit vielfältige Lösungsmöglichkeiten bietet und die Effektivität der Arbeit steigert.

– Reflexion der Arbeit aus den zusammengetragenen verschiedenen Blickwinkeln unter Einbringung des Spezialwissens aus der eigenen Profession

– Lernen vom anderen und ständiges Überarbeiten und Überdenken des eigenen Standpunktes

- gemeinsame Perspektive als Resultat der Auseinandersetzung
- gegenseitige Unterstützung und Entlastung
- Bereitschaft zur Offenheit.

All die erwähnten Punkte machen deutlich, daß es in einem Team zu keinem Stillstand kommen kann bzw. darf, will es optimal funktionieren! Für keine Berufsgruppe gibt es ein typisches Berufsfeld mit statischen Grenzen; die gemeinsame Teamgestaltung und Handlungsbasis unterliegt ständigen Bewährungsproben.

## 3. Anforderungen / Herausforderungen an ErgotherapeutInnen

Die neuen Rahmenbedingungen beruflichen Handelns stellen ErgotherapeutInnen vor die Notwendigkeit, ihr Fachwissen zu transformieren. Wir haben hierzu einige Punkte zusammengetragen, die wir für das ergotherapeutische Selbstverständnis in Tagesstätten und anderen außerklinischen komplementären Einrichtungen für besonders einschneidend halten:

- *Keine ergotherapeutische Fachabteilung*
  Im Gegensatz zur traditionellen Klinik–BT, in der das Ergotherapieangebot einem bestimmten Ort – der Fachabteilung – zugeordnet ist, gibt es in der Tagesstätte sehr unterschiedliche und flexible Rahmenbedingungen ergotherapeutischen Handelns. Der Kontext bestimmt das ergotherapeutische Angebot. Handlungsorte können u. a. verschiedene Situationen in der Tagesstätte, die Wohnung der KlientInnen, aber auch die Gemeinde, als potentielles Reservoir für Praktikumsplätze und Jobs für KlientInnen sein.

- *Transformation des ergotherapeutischen Handwerkszeugs auf außerklinische Arbeitsbedingungen*
  Traditionelle handwerkliche Techniken geraten in den Hintergrund; sie werden zweitrangig. Zur Ausgangsbasis werden täglich notwendig wiederkehrende Handlungen der KlientInnen und der gemeinsame Tagesstättenalltag. Es bedarf eines Umdenkens, um in den Alltäglichkeiten das Besondere zu erkennen. Es geht darum, Verläßlichkeiten gemeinsam her-

zustellen. Für die KlientInnen sollen hierdurch Handlungsfreiräume entstehen, die sie dann selbständig füllen.

Es muß in größeren Zusammenhängen gedacht werden; das Umfeld wird wichtig. ErgotherapeutInnen sind – wie Christiane Haerlin sagt – BrückenbauerInnen. Überbaut werden sollen Lücken in den individuellen Handlungsmöglichkeiten, aber auch in den sozialen und beruflichen Möglichkeiten. Soziale und wirtschaftliche Strukturen des Umfeldes sollten für diesen Brückenbau ausgenutzt werden.

– *Keine FachkollegInnen*

Da es meist keine FachkollegInnen gibt, ist die eigene Herangehensweise erhöht erklärungsbedürftig gegenüber den fachfremden KollegInnen. Es besteht ein hoher Reflexionsbedarf der eigenen Tätigkeit und die Notwendigkeit differenzierter sprachlicher Fassung.
Das berufliche Selbstverständnis wird auf die Probe gestellt, vor allem durch die berufsfremden Tätigkeiten. Wie soll man damit umgehen? Oft ist das Suchen nach vereinzelten KollegInnen in gleichartigen Einrichtungen, mit denen man sich hierüber austauschen könnte, mühsam. Gegenüber klinischen KollegInnen findet eine Entfremdung statt, so daß ein fachlicher Austausch schwierig wird.

– *Beschäftigungs– und Arbeitstherapie nicht mehr getrennt*

Mit dem Blick von der Gemeinde auf die Klinik wirkt die Trennung zwischen Beschäftigungs– und Arbeitstherapie dysfunktional. Die Trennung ist ein Ausdruck hochgradiger Arbeitsteilung in Klinikbedingungen. Außerdem spiegelt sich in der personellen Trennung zwischen Arbeits– und BeschäftigungstherapeutInnen in psychiatrischen Kliniken der Graben zwischen Wirtschafts– und Sozialsystem, zwischen sozialer und Arbeitsrehabilitation wieder. Während die einen KollegInnen über kreative Mittel die Selbstentfaltung fördern, setzen die anderen auf die Wiederherstellung der Arbeitskraft, bereiten auf harte Arbeitsanforderungen vor. Da der Riß durch ein Berufsbild geht, muß die traditionelle Unverträglichkeit von BT und AT – in der

Gemeindepsychiatrie – innerhalb der eigenen Person überwunden werden!

– *Sichtweise des Ganzen des Lebenszusammenhanges*

Die Auseinandersetzung mit anderen Fachperspektiven darf nicht dazu führen, den eigenen ergotherapeutischen Standpunkt aufzugeben. Es gibt keine richtige bzw. falsche Sichtweise. Viele unterschiedliche Sichtweisen zu einer Person und ihren Möglichkeiten lassen das Bild *schillern*. Der Bogen zwischen Alltäglichkeit und übergeordneten biographischen Entwürfen kann in Tagesstätten oft unmittelbar geschlagen werden, weil die geteilten Situationen hohen Echtheitswert haben. Wenn z. B. ein Tagesstättenbesucher monatelang täglich gemeinsam mit anderen das Essen für die ganze Gruppe zubereitet, liegt die Frage nach beruflichen Anschlußmöglichkeiten auf der Hand.

Über zwei Dinge muß sich die ergotherapeutische Mitarbeiterin bzw. der ergotherapeutische Mitarbeiter in einem Tagesstättenteam im klaren sein:

*Erstens* kann nur zur Sprache kommen, was wahrgenommen wird. Keine andere Berufsgruppe ist besser in der Lage, das Ausführen von Tätigkeiten der KlientInnen zu beobachten, in diesem Bereich Schwierigkeiten zu erkennen, sie in einen Erklärungs– und Verstehenszusammenhang zu stellen und schließlich – mit den Betroffenen Verbesserungsmöglichkeiten bzw. Erleichterungen auszuarbeiten. Dieser *systematische Ansatz an der Tätigkeit* bleibt dem ergotherapeutischen Teammitglied vorbehalten. Es darf nicht darauf gewartet werden, daß andere sehen, was selbst beobachtet wird. Es darf nicht erwartet werden, daß andere mit diesen Beobachtungen sofort etwas anfangen können und – es kann nicht vorausgesetzt werden, daß sich für diesen Ansatz sofort Verständnis unter Nicht–ErgotherapeutInnen einstellt!

Zweitens ist, was hart diskutiert und umkämpft wird, nicht weniger, sondern oft besonders wichtig. Das Hindenken auf *Arbeitsmöglichkeiten* gehört zu diesen Bereichen. Es ist eine schwierige und genuin ergotherapeutische Aufgabe. Hier genügt es nicht, an Maßnahmen und Programme anderer Einrichtungen zu denken. Die Übergänge müssen mit den KlientInnen und für sie feinabgestimmt werden. Die KlientInnen und das Team sind hierfür auf den Einfallsreichtum und die Hartnäckigkeit ergotherapeutischer Kompetenz angewiesen.

Dies sind die spezifisch ergotherapeutischen Beiträge zu einer ganzheitlichen Sichtweise in der Tagesstättenarbeit.

## 4. Kritisches und Zwiespältiges

Wir wollen unsere Überlegungen mit drei Beobachtungen und vielen offenen Fragen beschließen, die die Situation und einige Entwicklungen in unserer Berufsgruppe in der Psychiatrie betreffen.

– *ErgotherapeutInnen und ihr Selbstverständnis*
Auf der Jahresfachtagung in Hannover schloß eine Berufskollegin ihren sehr interessanten Vortrag über ihre Erfahrungen aus einem Arbeitsprojekt für psychisch kranke Erwachsene mit den Worten, daß sie sich nach diesen neu gemachten Erfahrungen nicht mehr als Arbeitstherapeutin verstehe, sondern sich nun Arbeitsberaterin nenne. Wie kommt es dazu, daß nicht der Wirkungskreis der Ergotherapie durch neue Erfahrungen und Kompetenzen erweitert wird, statt dessen eher eine Abgrenzung erfolgt oder gar ein Hinwenden zu anderen Professionen?

Über die Themen Stellenbeschreibung und Höhergruppierung wurde uns selbst immer wieder deutlich, welche Schwierigkeiten bestehen, gerade den explizit ergotherapeutischen Beitrag in den komplementären Einrichtungen zu umschreiben und nicht dazu zu neigen, *nur* Tätigkeiten anderer Berufsgruppen – vor allem der Sozialarbeit, aber auch der Psychologie – aufzuzählen. Was also bleibt übrig, wenn ErgotherapeutInnen ihr klassisches Handlungsfeld verlassen? Was ist das typisch ergotherapeutische Handeln im außerklinischen Bereich? Wie steht es mit dem Selbstverständnis der BerufskollegInnen? Fehlt es uns so sehr an eigener Sprache, Ausdrucksmöglichkeit und/oder an Selbstbewußtsein, unsere Fähigkeiten deutlich aufzuzeigen – gibt es nichts eigenes?

Im vorhergehenden haben wir versucht, ansatzweise Antworten zu formulieren, dies sind aber die Fragen, die sich weiterhin in der Praxis stellen. In Hamburg formiert sich seit einiger Zeit ein kleines Grüppchen aus zuvor vereinzelten BerufskollegInnen, um sich genau mit diesen Fragen zu befassen und sich gegenseitig zu unterstützen.

– *ErgotherapeutInnen und ihr Platz im Krankenhaus*

Wir hörten auf einer Tagung zum Thema *Arbeitsrehabilitation psychisch kranker Menschen* eine Beurteilung unserer Berufsgruppe, die uns zu denken gab.

Von einer mit Psychiatrieplanung befaßten Person hieß es, daß sich die Stellen, die für ErgotherapeutInnen außerhalb der Kliniken vorgesehen sind, oftmals nur schwer besetzen ließen. Dieser Berufsgruppe falle es besonders schwer, sich auf neue Anforderungen außerhalb der Kliniken einzustellen. Der Sprecher kam zu dem Schluß, ErgotherapeutInnen seien die hospitalisierteste Berufsgruppe in der psychiatrischen Versorgung.

Nehmen wir an, diese Aussage ist nicht völlig aus der Luft gegriffen, so stellt sich die Frage nach den Gründen und Ursachen für die Scheu bzw. Zurückhaltung von ErgotherapeutInnen gegenüber und in außerklinischen Arbeitsfeldern der Psychiatrie.

Einige Gründe liegen sicher in den noch relativ offenen, durch Einrichtungsplanung und neuere Verordnungen nur grob vorskizzierten Einsatzmöglichkeiten von ErgotherapeutInnen in außerklinischen psychiatrischen Einrichtungen.
(Vergleiche hierzu den Artikel von Christiane Haerlin: Neue Aufgaben der Ergotherapie, Beschäftigungstherapie und Rehabilitation, Heft 1/1992.)

Die hiermit verbundenen Unsicherheiten und Neuheiten für die berufliche Tätigkeit von ErgotherapeutInnen im Vergleich zu

Klinikbedingungen haben wir beschrieben. Sind wir denn wirklich von den sicheren und bis in viele Einzelheiten vorgegebenen Arbeitsbedingungen innerhalb der Kliniken so abhängig? Die KollegInnen, die in psychiatrischen Kliniken arbeiten, werden sich vermehrt dieser Frage stellen müssen, wenn sich die Kliniken zur Gemeinde öffnen.

– *Die ErgotherapeutInnen, ihre Ausbildung und das Außenbild des Berufes*

Die Ausbildung hat in unseren Augen den Entwicklungsmöglichkeiten unseres Berufes in außerklinischen Bereichen noch nicht genug Beachtung geschenkt. Sie müßte sich in wesentlichen Punkten verändern, wollte sie auf neue Arbeitskontexte vorbereiten. Kompetenzen, die hier gefragt sind, betreffen weniger bestimmte Inhalte. Inhalte werden während der Ausbildung in großer Breite vermittelt und angeeignet. Veränderungsbedürftig ist aus unserer Perspektive die *Form der Aneignung und Reflexion von Inhalten und Praxisfragen* selbst, denn zu lernen, wie man sich Inhalte aneignen kann, bedeutet Schutz vor Überforderung und Resignation und verleiht ein besseres Selbstbewußtsein.

Solange die Ausbildung diese Lern- und Unterstützungsmöglichkeit nicht bietet, wäre es wichtig, daß der Berufsverband und vor allem die *Arbeitskreise Psychiatrie* und Arbeitstherapie reagieren und ihre auf klinische Anforderungen ausgerichtete getrennte Arbeit *gemeinsam* überdenken! Auf diese Weise könnten die VorreiterInnen im außerklinischen komplementären Bereich der psychiatrischen Versorgung effektive Unterstützung erhalten und auch das Außenbild der Berufsgruppe gestärkt werden.

# Ergotherapeuten in Psychosozialen Diensten – Arbeitsdiagnostik und Arbeitstraining im Rahmen der begleitenden Hilfen

Dr. Peter Beule, Anke Dalhoff, Reinhard Hötten

## 1. Einführung

Psychische Krankheiten und Behinderungen bergen in besonderem Maße das Risiko des Arbeitsplatzverlustes in sich. Dies drückt sich in den in den letzten Jahren steigenden Anteilen von arbeitslosen Klienten der sozialpsychiatrischen Versorgungseinrichtungen aus.

Besonders betroffen vom Risiko des Arbeitsplatzverlustes sind junge Erwachsene mit mehreren Phasen einer schizophrenen Psychose, infolgedessen mehreren stationären Behandlungen mit anschließender Betreuung im ambulanten oder komplementären Bereich. Zum Teil bestehen in solchen mehrjährigen Verläufen auch zwischen akuten Krankheitsphasen Einschränkungen der Leistungsfähigkeit und in der sozialen Kompetenz. Ebenso können Arbeitnehmer mit anderen psychischen Erkrankungen in die Gefahr des Arbeitsplatzverlustes geraten. Darüber hinaus gilt dies teilweise auch für Menschen mit einer geistigen oder einer Lernbehinderung. Auch Körper- und Sinnesbehinderte haben nicht selten mit psychischen Krisen aller Art zu kämpfen, die sich einschränkend auf das Zurechtkommen im betrieblichen Alltag auswirken können.

Nach den Erfahrungen der Hauptfürsorgestelle Westfalen–Lippe sind ca. 25 % der schwerbehinderten Arbeitnehmer, die zur Sicherung ihres Arbeitsverhältnisses einer psychosozialen Betreuung bedürfen, an einer schizophrenen Psychose erkrankt, ca. 13 % weisen eine affektive Psychose auf, 28 % sind neurotisch erkrankt, ca. 14 % leiden an einer hirnorganischen Symptomatik, 16 % sind lern- oder geistigbehindert.

Neben dem Einsatz finanzieller Hilfen für Betroffene und deren Beschäftigungsbetriebe haben sich die Hauptfürsorgestellen in den letzten Jahren insbesondere darum bemüht, Betreuungsdienste aufzubauen, die durch psychosoziale begleitende Betreuung der Arbeitnehmer und durch Beratung der Arbeitgeber bestehende Arbeitsverhältnisse absichern helfen. Inzwischen sind bundesweit ca. 150 sog. Psychosoziale Dienste entstanden, deren Personal sich in aller Regel aus psychiatrieerfahrenen Sozialpädagogen und teilweise auch Psychologen zusammensetzt.

Die psychosoziale Betreuung als Bestandteil der begleitenden Hilfe dient der Sicherung und Förderung der beruflichen Eingliederung Schwerbehinderter mit psychischen Störungen, die sich bei der beruflichen Tätigkeit auswirken. Sie soll durch Beratung und Betreuung der Schwerbehinderten sowie Information und Beratung der Betriebe und Dienststellen dahin wirken, daß bestehende Arbeits- und Ausbildungsverhältnisse in ihrem Bestand gesichert oder neue Beschäftigungsmöglichkeiten erschlossen werden.

Nach den Erfahrungen der letzten Jahre haben sich eine Reihe von Problemschwerpunkten herauskristallisiert, die in unterschiedlicher Kombination auftreten und eine arbeitsplatzsichernde Betreuung erforderlich machen: Es handelt sich um Probleme in der Ausdauer, der Planung, Übersicht und Arbeitsorganisation, im Arbeitstempo, der Aufmerksamkeit und Konzentration, dem Umgang mit den Kollegen und um häufige Fehlzeiten.
Die Betreuungs- und Beratungshilfen der Psychosozialen Dienste orientieren sich in erster Linie an den durch eine differenzierte Arbeitsdiagnostik festgestellten Problemschwerpunkten bis hin zu den damit zusammenhängenden Krankheitserscheinungen und sozialen Problemen im außerbetrieblichen Bereich. Arbeitnehmer und Arbeitgeber werden von den Fachkräften betreut bzw. beraten mit dem Ziel, die Auswirkungen der Behinderung auf die erwähnten Problemschwerpunkte zumindest zu lindern. Dies geschieht durch:

- Beratung des Arbeitgebers zum behinderungsgerechten Arbeitseinsatz,
- Beratung bei erforderlicher Umsetzung,
- Beratung über den adäquaten Umgang mit behinderungsbedingten Problemen,
- Beratung bei der stufenweisen Wiedereingliederung nach Klinikbehandlung,
- Vermittlung in innerbetrieblichen Konflikten, die auf psychischen Störungen des Schwerbehinderten oder Informationsdefiziten der Kollegen oder Vorgesetzten beruhen,
- Schulung innerbetrieblicher Betreuer,
- Training instrumenteller Fähigkeiten beim Umgang mit Arbeitsgeräten und -stoffen,
- bei der Planung und Einteilung von Arbeitsschritten, hinsichtlich der Genauigkeit der Arbeitsausführung, der Zeiteinteilung, des Arbeitstempos, der Ausdauer, der Konzentration usw.,
- Vermittlung in therapeutische Maßnahmen, Erzeugung der Einsicht in deren Erfordernis,
- außerbetriebliche Betreuung mit dem Ziel der psychischen Stabilisierung, der seelischen Verarbeitung von aus der Behinderung rührenden Einschränkungen, der Erlangung einer angemessenen Einstellung zu Arbeitsanforderungen, des Trainings sozio-kommunikativer Fähigkeiten, sofern ein direkter Zusammenhang mit der Sicherung des Arbeitsverhältnisses besteht.

In Westfalen-Lippe hat die Hauptfürsorgestelle im Unterschied zu den meisten übrigen Bundesländern neben der Beteiligung von Stellen in öffentlicher oder freigemeinnütziger Trägerschaft (örtlichen Füsorgestellen und Psychosozialen Diensten freier Träger, die letzteren meist bei der Aufgabe der Eingliederung arbeitsloser psychisch Behinderter) einen behördeneigenen Fachdienst mit inzwischen drei Dipl.-Psychologen, fünf Sozialpädagogen und zwei Ergotherapeuten aufgebaut. In der Betreuungs- und Beratungsarbeit wurde frühzeitig deutlich, daß sozialpädagogisches Krisenmanagement im Betrieb insbesondere bei psychisch als auch bei geistigbehinderten Arbeitnehmern nur einen Teil der Problemlagen adäquat aufgreifen kann. In Fällen, bei denen die instrumentellen Fähigkeiten, die Arbeitsorganisation und Planung von Arbeitsschritten behinderungsbedingt eingeschränkt sind, wurden daher vor einigen Jahren erprobungshalber Arbeitserzieher per Honorarvertrag zur Betreuung eingesetzt. Bei den Behinderten als auch auf der betrieblichen Seite fanden diese Hilfen eine große Akzeptanz. Der zunehmend deutlich werdende Bedarf nach einer Unterstützung im Sinne eines Arbeitstrainings war auf Dauer durch Honorarkräfte nicht abzudecken. Daher wurden zwei Ergotherapeuten in den Fachdienst der Hauptfürsorgestelle integriert mit der Aufgabenstellung, dieses noch sehr neue Feld im Rahmen der psychosozialen Betreuung zu erarbeiten sowie Arbeitsdiagnostik und Arbeitstraining im Einzelfall durchzuführen.

Nach den Erfahrungen der letzten Jahre sind wir der Auffassung, daß in der psychosozialen Betreuung im Rahmen der begleitenden Hilfe neben psychologischen und sozial-pädagogischen Aspekten zunehmend auch ergotherapeutische Gesichtspunkte berücksichtigt werden müssen.

In den folgenden Abschnitten sollen die Aufgaben der Ergotherapeuten in der psychosozialen Betreuungsarbeit und die Erfahrungen mit Arbeitsdiagnostik und -training im betrieblichen Alltag in einzelnen dargestellt werden.

## 2. Arbeitsfeld des Ergotherapeuten im Psychosozialen Fachdienst

Ergotherapeuten mit den Voraussetzungen einer an medizinischen, psychologischen und handwerklichen Inhalten orientierten Ausbildung arbeiten in den unterschiedlichsten klinischen Einrichtungen und ambulanten Diensten.
Ziel der ergotherapeutischen Arbeit ist es, die gegenwärtig nicht genutzten physischen und psychischen Energien verfügbar zu machen.
Auf die von Ergotherapeuten im Rahmen der "Begleitenden Hilfe" nach dem Schwerbehindertengesetz betreuten Klienten bezogen heißt das:

– Differenzierte Diagnostik als Analyse der Problemlage für den Betroffenen und sein Arbeitsumfeld.
  Dazu gehört:
– Analyse behinderungsbedingter/krankheitsbedingter Arbeitsstörungen,

- seine psychosoziale Gesamtsituation,
- Analyse der Arbeitsplatzanforderungen, bezogen auf die instrumentellen und sozio-emotionalen Bereiche der Arbeitsfähigkeiten unter Verwendung standardisierter Verfahren.

Diagnostik wird verstanden als interaktionaler Prozeß zwischen Behinderten, Betrieb und Mitarbeitern der Fachdienste.

Auf der Grundlage der erstellten Diagnose wird mit den Beteiligten ein Gesamtkonzept für die Fördermaßnahme entwickelt und abgestimmt. Im Rahmen des Gesamtkonzeptes von technischen Hilfen, psychosozialer Betreuung und ergotherapeutischen Maßnahmen ist unsere Aufgabe die gezielte Förderung der Arbeitsfertigkeiten und Fähigkeiten durch Arbeitstraining am Arbeitsplatz oder durch Beteiligung externer Berufskollegen und Institutionen der beruflichen Rehabilitation (z. B. Berufsförderungswerke, Berufsbildungswerke, betriebseigene Lehrwerkstätten).

Im gesamten Feld der ergotherapeutischen Maßnahmen ist es von entscheidender Bedeutung, die Grundprinzipien prozeßorientierter therapeutischer Arbeit zu beachten.
Dazu gehört u. a.:

- die Akzeptanz des Betriebes und des Betroffenen,
- das Reflektieren des eigenen ergotherapeutischen Verhaltens in der bestehenden Beziehung,
- ein hohes Maß an Flexibilität, um entsprechend dem Entwicklungsprozeß Maßnahmen und Verhalten auf sich verändernde Bedingungen einzustellen,
- verantwortlicher Umgang mit Beziehungen, um Entwicklung und Selbständigkeit zu fördern und Abhängigkeit zu vermeiden.

Neben der Beratung und Betreuung einzelner Behinderter und ihrer Beschäftigungsbetriebe sind weitere Schwerpunkte der Arbeit Schulungs- und Bildungsmaßnahmen für Vertrauensleute, Arbeitgeber und Mitarbeiter in örtlichen Fürsorgestellen und die Mitarbeit im psychosozialen Netzwerk der Kommunen.

## 3. Diagnostik als Voraussetzung für Interventionen am Arbeitsplatz

Grundvoraussetzung für ergotherapeutische Interventionen am Arbeitsplatz ist eine differenzierte Diagnostik. Dazu gehört neben dem Erfassen krankheitsbedingter oder behinderungsbedingter Störungen die Exploration der sozialen Bedingungen in der Arbeitsgruppe und ihre Ressourcen. Nach Abschluß der Befunderhebung wird auf der Grundlage der gesammelten Daten eine Prognose erstellt und in Zusammenarbeit mit Betrieb und Betroffenen ein Maßnahmenkatalog vereinbart.
Die einzelnen Bausteine ergotherapeutischer Diagnostik werden im folgenden dargestellt:

### 3.1 Erstkontakt
Im Erstkontakt geht es im wesentlichen um die Kontaktaufnahme und Informationssammlung.

### 3.1.1 Fragen an den Betrieb
Im Vordergrund stehen die betrieblichen Strukturen, Branchenzugehörigkeit, soziale Bezüge und die Beschreibung der Problemlage aus Sicht des Betriebes (Gesprächsteilnehmer: Betriebsleitung oder ihre Vertreter, Personal- oder Betriebsräte, Vertrauensleute, Vorgesetzte oder Kollegen).

### 3.1.2 Fragen an den Betroffenen
Wertvolle Informationen gibt die Selbsteinschätzung des Betroffenen in bezug auf seine betriebliche Problemlage. Im Erstkontakt geht es um das gegenseitige Kennenlernen und den Beziehungsaufbau. In manchen Situationen möchte der Betroffene eine Vertrauensperson dabeihaben.

### 3.1.3 Informationen aus Aktenlage
Informationen aus Akten (medizinische Berichte, AA-Informationen, Förderberichte von ambulanten Diensten) dienen zur Vervollständigung des Gesamtbildes.
In der Eingangsphase des Kontaktes werden die Voraussetzungen für eine differenzierte Diagnostik und die Entwicklung eines konkreten Beratungsangebotes geschaffen.

## 3.2 Diagnostisches Gesamtbild / ergotherapeutische Befunderhebung

### 3.2.1 Arbeitsplatzbeobachtung
Der Ergotherapeut integriert sich in den Arbeitsablauf, um eine Beobachtungseinheit durchzuführen. Ihr zeitliches Ausmaß, Ort der Beobachtung und Beobachtungsinhalte werden mit den Beteiligten abgesprochen. Zur Beobachtung werden standardisierte Verfahren eingesetzt, um Anforderungen des Arbeitsplatzes und die Fähigkeiten des Menschen, der diesen besetzt, zueinander in Beziehung zu bringen. Dadurch wird es möglich, die Problemlage inhaltlich zu erfassen. Zur Ergänzung der Beobachtung wird eine Arbeitsplatzbeschreibung vom Betrieb erbeten.

### 3.2.2 Anamnese–Erhebung
Schwerpunkte der Anamnese–Erhebung sind die Schul– und Berufsanamnese, das Erfassen krankheitsbedingter oder behinderungsbedingter Störungen und die psychosoziale Gesamtsituation des Betroffenen. Im Rahmen dieser Erhebung finden Hausbesuche oder gemeinsame Besuche beim Facharzt, zur Absprache der Perspektivplanung, statt.

### 3.2.3 Reflexionsgespräch mit Betrieb und Betroffenen
Die Transparenz der Beobachtungsergebnisse ist unbedingte Voraussetzung für ein Gelingen des ergotherapeutischen Prozesses. In den immer wieder stattfindenden Gesprächen kann jeder Teilnehmer seine Position vertreten, und es besteht die Möglichkeit, ergänzende Fragen zu stellen.

### 3.2.4 Fachdienstliche Stellungnahme
In der fachdienstlichen Stellungnahme werden die erhobenen Daten dokumentiert und ausgewertet. Der Katalog der geplanten Maßnahmen wird dargestellt.

## 3.3 Maßnahmenkatalog
Nach der Analyse der Situation wird zwischen den Beteiligten ein Kontrakt geschlossen, der die Rahmenbedingungen und die Inhalte der Interventionen festlegt. Das Arbeitstraining verstehen wir als

Möglichkeit, die Ressourcen im betrieblichen System und die des Betroffenen zu aktivieren. Das heißt, die Fertigkeiten und Fähigkeiten der einzelnen zu erkennen, diese nutzbar zu machen, die Kooperation zwischen einzelnen herzustellen und die Möglichkeiten des Umfeldes zu erfassen und diese in Anspruch zu nehmen.
Die ergotherapeutische Begleitung am konkreten Arbeitsplatz ist immer anforderungsbezogenes Training im Felde betrieblicher Möglichkeiten. Für jeden Einzelfall werden individuelle arbeitstherapeutische Hilfen aus dem ergotherapeutischen Instrumentarium genutzt. Grundlage für die Entwicklung dieser konkreten individuell abgestimmten Hilfen sind die beim Betroffenen und im Betrieb vorhandenen Fähigkeiten (z. B. Visualisierung, Systematisierung und Strukturierung von Arbeitsabläufen und -inhalten).
Der hier beschriebene arbeitsdiagnostische Verlauf macht deutlich, daß eine bewußt gestaltete Beziehung und die ständige Reflexion und Dokumentation entscheidende Bedingungen für eine handlungsorientierte Intervention sind.

## 4. Arbeitstraining im Rahmen der begleitenden Hilfe

Unter Arbeitstraining wird allgemein die Förderung von Arbeitsfähigkeiten verstanden. Nach unserer Auffassung handelt es sich dabei um einen Prozeß der persönlichen und beruflichen Entwicklung, der auf die Bildung von grundlegenden Fähigkeiten gerichtet ist. Diese können aus dem Bereich der beruflichen Fertigkeiten stammen, aber auch andere, nicht instrumentelle Anteile von Arbeit können zum Bestandteil der Förderung werden. Pünktlichkeit kann z. B. an einem bestimmten Arbeitsplatz eine unabdingbare Arbeitsfähigkeit sein. Das Gleiche kann für Flexibilität, Teamarbeit oder Selbständigkeit gelten. Die Anforderungen des jeweiligen Arbeitsplatzes geben vor, welche Bereiche im Arbeitstraining besonders berücksichtigt werden müssen, sofern der Behinderte die Anforderungen (noch) nicht erfüllen kann. Die Maßnahme kann innerhalb und außerhalb des Betriebes durchgeführt werden.

### 4.1 Innerbetriebliches Arbeitstraining

Voraussetzung für die Durchführung eines Arbeitstrainings ist die Einschätzung, daß sich durch eine gezielte Förderung Lernfortschritte erzielen lassen, die zu einer nachhaltigen Verbesserung der Situation führen können. Diese Ergebnisse sowie spezifische Ziele müssen aus der diagnostischen Phase vor Beginn des Trainings vorliegen.

Während des innerbetrieblichen Arbeitstrainings begleitet der Ergotherapeut den Klienten bei seiner Tätigkeit. Am Anfang ist es häufig sinnvoll, sich die spezifischen Arbeitsinhalte von ihm selbst und nicht nur vom Vorgesetzten erklären zu lassen. Oft ist es von Vorteil, mit dem Klienten mitzuarbeiten. Hierdurch erhöht sich die Glaubwürdigkeit und Akzeptanz sowohl im Betrieb als auch beim Klienten. Außerdem entstehen durch die Rolle des "Kollegen auf Zeit" spezifische Interventionsmöglichkeiten. Über die Erfahrung der Arbeitsrealität des Klienten wird es möglich, Anforderungen der Tätigkeit besser einzuschätzen und auf gemeinsame Arbeitsinhalte Bezug zu nehmen. Außerdem erhöhen sich die Einflußmöglichkeiten auf das kollegiale Umfeld. Dabei ist die Bereitschaft zur Zusammenarbeit im Betrieb am ehesten gegeben, wenn sich Situationen noch nicht verfestigt haben. Bei der Einarbeitung in ein neues Tätigkeitsfeld, z. B. bei betrieblichen Umsetzungsmaßnahmen oder bei einer Neu-Integration in einen Betrieb, sind meist bessere Voraussetzungen vorhanden. Während eines Trainings kann der Arbeitgeber eventuell finanziell entlastet werden, z. B. durch Krankenkassenleistungen bei stufenweiser Wiedereingliederung oder durch die Hauptfürsorgestelle selbst.

Die Dauer einer Arbeitsplatzbegleitung sollte nicht zu kurz gewählt werden, z. B. kann ein halber Tag ein geeigneter Zeitraum sein. Während des Trainings erfolgt eine fortlaufende Statuserhebung durch arbeitsdiagnostische Verfahren zur Überprüfung von Ergebnissen und Methoden, Neufestsetzung von Feinzielen sowie zur Rückmeldung an den Klienten. Insbesondere am Abschluß einer Maßnahme sollte gemeinsam mit dem Vorgesetzten eine Statuserhebung erfolgen, in der festgestellt wird, inwieweit Ziele erreicht wurden.
Der Umfang einer Trainingsmaßnahme kann je nach Einzelfall von einmal pro Woche bis zu jedem Tag über einen Zeitraum von 3 Wochen bis zu einem halben Jahr reichen. Sie kann auch durch eine durch durch die Hauptfürsorgestelle beauftragte Honorarkraft durchgeführt werden.

## 4.1.1 Veränderung von Arbeitsplatzanforderungen

Ein wesentliches Element in einem Arbeitstraining ist die Anpassung von Anforderungen des Arbeitsplatzes an die Fähigkeiten des Klienten, z. B. durch:

- Anpassung von Arbeitszeiten,
- Veränderung von Arbeitsinhalten, z. B. durch
  - Auswahl von geeigneten Tätigkeiten, auch innerbetriebliche Umsetzungen, evtl. mit Hinzunahme von technischen Hilfen,
- vorübergehende Übernahme von (noch) nicht leistbaren Anteilen durch den Arbeitstherapeuten,
- Verlagerung von nicht leistbaren Anteilen auf Kollegen mit finanziellem Ausgleich für den Betrieb über 27 SchwbAV (Leistungen bei außergewöhnlichen Belastungen);
- Strukturierung von Arbeitsabläufen, z. B. Organisationshilfen durch Tages-/Wochenplan;
- Gestaltung der Betreuung, die z. B. durch den Arbeitstherapeuten oder durch betriebliche Helfer geleistet werden kann.

Alle Maßnahmen müssen unter Berücksichtigung der betrieblichen Situation in Zusammenarbeit mit allen Beteiligten auf die jeweilige Situation abgestimmt und durchgeführt werden.

## 4.1.2 Förderung von Arbeitsfähigkeiten

Für die Erzielung von Lernfortschritten ist es notwendig, angemessene Anforderungen unter Vermeidung von Über- und Unterforderung zu gestalten. Dies ist insbesondere dann gut möglich, wenn der Ergotherapeut im Rahmen eines betrieblichen Arbeitstrainings mit dem Klienten mitarbeitet. Er hat dann die Möglichkeit, sehr flexibel vorübergehend Arbeitsinhalte zu übernehmen bzw. wieder dem Klienten zu übertragen.
In einem Teil der Fälle empfiehlt es sich, die Ziele in einem Arbeitstraining stufenweise zu gliedern. Das Erlernen von rein arbeitstechnischen Inhalten, den instrumentellen Fähigkeiten, kann am Anfang einer Maßnahme stehen. Später kann eine Ausweitung auf Ziele im Bereich von sozialen oder psychischen Fähigkeiten erfolgen.

Einige Ansatzpunkte sind:
- Förderung von instrumentellen Fertigkeiten
- Vermittlung von arbeitsplatzrelevantem theoretischen Wissen und Kulturtechniken,
- Training von praktischen Arbeitsschritten, (z. B. durch Zerlegung von komplexen Aufgaben in Teilschritte);
- Training von Hirnleistungsfunktionen
- Schulung von kognitiven Basisleistungen, wie z. B. Gedächtnis, Aufmerksamkeit etc.,
- Wahrnehmungsförderung, (z. B. durch Papier/Bleistift–Methoden, Computertrainingsprogramme);
- Förderung von sozioemotionalen Fähigkeiten
- Stärkung des Selbstvertrauens (z. B. durch die Erfahrung von Wertschätzung, durch Erfolgserlebnisse),
- Vermittlung von realistischer Selbsteinschätzung (s.u.),
- Förderung der Selbständigkeit (z. B. durch die schrittweise Übertragung von eigenständig zu lösenden Aufgaben),
- Hilfestellung bei der Erklärung von Beziehungsmustern,
- Erlernen von sozialen Verhaltensmustern durch die Interaktion mit dem Ergotherapeuten im Rahmen der gemeinsamen Tätigkeit (s. u.).

## 4.2 Beispiele aus der Praxis

### 4.2.1 Beispiel 1:

Verschiedentlich wird vorgetragen, ein Klient könne sich kontrolliert fühlen, wenn jemand ihn bei der Arbeit beobachtet. Falls bei einem Klienten eine solche Angst tatsächlich vorliegt und sich bei mehreren Besuchen auch nicht abbauen läßt, ist zu vermuten, daß es sich um eine allgemeine Angst handelt, die auch gegenüber Kollegen und dem Vorgesetzten besteht. Diese kann ihn im Arbeitsalltag enorm behindern. In diesem Fall bietet sich die Möglichkeit, in der therapeutisch gestalteten Beziehung zum Abbau dieser Angst beizutragen. Diese kann in erheblich größerem Maße von Wertschätzung, Akzeptanz und Verständnis getragen sein, als dies normalerweise im betrieblichen Alltag möglich ist. Wenn eine Verringerung dieser Angst gegenüber dem Ergotherapeuten gelingt, kann später eine Übertragung auf weitere Beziehungen im Arbeitsumfeld erfolgen.

## 4.2.2 Beispiel 2:
Ein weiteres Beispiel soll die Möglichkeit veranschaulichen, im Rahmen eines Arbeitstrainings einen psychisch Behinderten zu einer realistischen Selbsteinschätzung zu führen. Diese kann krankheitsbedingt beeinträchtigt sein. Auch ein Arbeitsklima, in dem durch das Eingeständnis einer verminderten Leistungsfähigkeit ein Rollenverlust und eine Desintegration droht, kann sich sehr ungünstig auswirken.

Ein betroffener Mitarbeiter erhält möglicherweise erst durch das Hinzutreten eines Dritten die Chance, eine ihm bislang aussichtslos erscheinende Situation zu bearbeiten. Diese konnte er möglicherweise nur durch das Aufrechterhalten eines überhöhten Selbstbildes einigermaßen stabil halten, die Gefahr einer möglichen Eskalation aber immer im Hintergrund. Durch das Hinzutreten eines Ergotherapeuten kann es möglich werden, daß die Arbeitsrealität dosiert an den Mitarbeiter herangetragen wird. Dies kann über einen an der jeweiligen Situation orientierten Austausch über die gemeinsamen Arbeitsinhalte geschehen.

Instrumentarien der Arbeitstherapie wie ein Selbst- bzw. Fremdeinschätzungsbogen können bei der Förderung einer realistischen Selbsteinschätzung hilfreich sein, aber möglicherweise haben vorgefertigte Bögen zu wenig Bezug zum Arbeitsplatz des Klienten. Durch Erstellung eigener Materialien, unter Verwendung von konkreten, am Arbeitsplatz zu leistenden Inhalten, läßt sich der Realitätsbezug deutlich steigern.

Der Prozeß der Vermittlung einer realistischen Selbsteinschätzung kann unter Umständen viel Zeit in Anspruch nehmen. Es ist jedoch zu bedenken, daß hier oftmals ein Schlüssel in einer scheinbar unlösbaren Situation liegen kann. Die Bereitschaft zur Integration eines Mitarbeiters steigt oftmals erstaunlich, wenn dieser wenigstens ansatzweise in der Lage ist, über seine Probleme am Arbeitsplatz zu sprechen und gleichzeitig angebotene Hilfen wie Minderleistungsausgleich durch die Hauptfürsorgestelle oder die Betreuung durch einen Kollegen zu akzeptieren.

## 4.2.3 Beispiel 3:
Frau F. ist seit ca. 27 Jahren in einem Textilunternehmen tätig. Sie ist heute 42 Jahre alt. Frau F. ist intellektuell stark eingeschränkt, vermutlich auf Grund eines Anfallsleidens mit frühkindlichem Hirnschaden. Mit einem Grad der Behinderung von 60 ist sie anerkannt

schwerbehindert, und es gilt der Kündigungsschutz nach dem Schwerbehindertengesetz. Die Tätigkeit, die sie seit über 25 Jahren in dem Betrieb ausgeübt hat, das Umziehen von Bettwäsche von links auf rechts, ist durch betriebliche Umstrukturierungsmaßnahmen weggefallen. Ein neuer Arbeitsplatz, den Frau F. mit ihren Fähigkeiten ausfüllen könnte, ist im Betrieb nicht vorhanden. Hinzu kommt, daß das Unternehmen einem starken Rationalisierungsdruck ausgesetzt ist. Die Kündigung wurde angestrebt. Die Einschaltung des Psychosozialen Fachdienstes, speziell des Arbeitstherapeuten, erfolgte von seiten der örtlichen Fürsorgestelle, die seit längerer Zeit Ansprechpartner für den Betrieb ist.
Der einzige Arbeitsplatz, der eventuell für Frau F. in Frage kam, gehört zur Konfektionsabteilung, Bereich Aufmachung. Es handelt sich um teilweise aufwendige Klarsichtverpackung von Tisch- und Bettwäsche. Die Vorarbeiterin hatte Frau F. den Arbeitsvorgang ein paar Mal erklärt, anschließend sollte sie ihn allein durchführen. Bei Nichtbehinderten wäre dies auch ausreichend gewesen, Frau F. war jedoch völlig überfordert. Als wesentlicher Faktor kam hinzu, daß Frau F. dem psychischen Druck, der durch die Kündigungsabsicht und durch das allgemein schlechte Arbeitsklima auf ihr lastete, nicht gewachsen war und mit Depression und Versagen reagierte.
Der Vorschlag des Ergotherapeuten versuchte, beide Bereiche zu berücksichtigen. Zum einen mußte innerbetrieblich eine Betreuungsperson gefunden werden, die als Ansprechpartnerin für Frau F. dienen konnte. Zum anderen sollte ein Arbeitstraining durchgeführt werden. Dies hatte verschiedene Zielrichtungen:
– langsame und an die Behinderung angepaßte Einarbeitung durch Förderung von instrumentellen Fähigkeiten,
– Vermittlung von Selbstvertrauen über die Erfahrung der eigenen Leistungsfähigkeit,
– Abbau von Vorurteilen bei den Kolleginnen und Integration in die Arbeitsgruppe.
Die Analyse der Tätigkeit ergab, daß ca. 8 Arbeitsschritte durchzuführen waren, Vor- und Nacharbeiten wie Zusammenstellung der notwendigen Materialien und Ausfüllen der Akkordscheine nicht mitgerechnet. Die Tätigkeit findet am Verpackungstisch in einer Gruppe von 8 – 10 Frauen statt, in der Mehrzahl Teilzeitkräfte. Es gibt feste Vorgabezeiten für jede Verpackungsart, die direkt auf der Klebeetikette mit ausgedruckt sind.
Das Arbeitstraining wurde anfangs von einem Ergotherapeuten der

Hauptfürsorgestelle, später von einer beauftragten Honorarkraft durchgeführt. Es stellte sich als eine sinnvolle Arbeitsweise heraus, die Tätigkeit in sich zu teilen, so daß jeweils von der Mitarbeiterin und vom Ergotherapeuten nur 4 Arbeitsschritte durchzuführen waren. Durch diese Reduzierung der Anforderungen und durch die unterstützende Hilfestellung gelang es der Klientin zunehmend, diese Teilschritte selbständig auszuführen. Anschließend wurde der Arbeitsplatz getauscht, damit sie die anderen Schritte erlernen konnte. Nachdem sie genug an Sicherheit gewonnen hatte, gelang es ihr, den Kernbereich der Tätigkeit vollständig ohne Hilfestellung auszuführen, die Vor- und Nacharbeiten mußten jedoch weiterhin von der Vorarbeiterin durchgeführt werden. Hier sind behinderungsbedingte Grenzen gesetzt. Der entstehende Nachteil für den Arbeitgeber wird als besonderer Betreuungsaufwand durch die Hauptfürsorgestelle finanziell ausgeglichen ( § 27 SchwbAV). Mit Einverständnis des Arbeitgebers ist Frau F. im Anschluß an das Training an dem Arbeitsplatz tätig.

Während des Arbeitstrainings gewann die Klientin zunehmend an Selbstvertrauen. Sie machte die Erfahrung, eine Tätigkeit erlernen zu können, bei der sie bislang nur Versagen erlebt hatte. Inwieweit dieses Gefühl andauern wird, wird auch abhängig sein von der Integration in die Arbeitsgruppe. Dies gelang nur in Ansätzen. Es entstand zumindest bei einigen Kolleginnen ein Zuwachs an Verständnis für die Situation von Frau F. Da die betriebswirtschaftliche Situation des Unternehmens sehr schwierig ist – im Prinzip mußten alle ArbeiterInnen mit Kündigung rechnen– ist schon dieses vorsichtige Aufbrechen von Fronten als positiv zu werten.

## 4.3 Vorteile und Grenzen von Arbeitstraining im Betrieb

Die Durchführung eines Arbeitstrainings innerhalb des Betriebes hat Vorteile und Grenzen. Einige davon sind:

a) Vorteile:
- Der Maßstab für die Trainingsinhalte ergibt sich aus der konkreten Arbeitssituation.
- Der Klient befindet sich nicht in der Rolle des Patienten.
- Die Bedingungen des sozialen Systems des Arbeitsumfeldes sind real, ein Einfluß durch den Arbeitstherapeuten ist vom Arbeitsplatz aus relativ gut möglich.

- Es besteht ein großer Realitätsbezug durch alle Anteile von Arbeit (finanzielle Absicherung, Integration in die Gesellschaft usw.).

b) Nachteile/Grenzen:
- Je nach betrieblicher Situation sind die Arbeitsanforderungen nur bedingt individuell anpaßbar.
- In schwierigen Situationen kann es günstiger für den Klienten sein, sein belastendes Arbeitsumfeld eine Zeitlang zu verlassen.
- Die Orientierung der Anforderung kann sich nicht nach therapeutischen Zielen richten, sondern muß immer die betriebswirtschaftlichen Vorgaben des Unternehmens berücksichtigen. Dies kann zu einem Interessengegensatz zwischen der Förderung der Gesamtpersönlichkeit eines Klienten bzw. dessen Arbeitsleistung führen.

## 4.4 Außerbetriebliches Arbeitstraining

Im Einzelfall kann es notwendig sein, ein Arbeitstraining betriebsextern durchzuführen. Die oben aufgezeigten Grenzen machen dies deutlich. Geeignete Einrichtungen können sein: Ausbildungswerkstätten großer Betriebe, Trainingswerkstätten, ergotherapeutische Praxen, Berufsförderungswerke, Werkstätten für Behinderte, Ergotherapeutische Abteilungen von psychiatrischen Krankenhäusern. Die Wahl der Einrichtung ist abhängig von den jeweiligen Zielen, die sich aus der Arbeitsdiagnostik ergeben haben. Auch eine berufliche Qualifizierungsmaßnahme, z. B. im Bereich neuer Technologien, kann im Rahmen eines Arbeitstrainings durchgeführt werden. Die Ziele werden in Zusammenarbeit mit der jeweiligen Einrichtung abgestimmt. Der Ergotherapeut begleitet die Maßnahme und hält den Kontakt zum Betrieb. Wichtig ist die Gestaltung des Übergangs mit Abschluß der Maßnahme. Möglicherweise müssen Arbeitsinhalte neu überdacht werden, damit ein Fähigkeitszuwachs auch am Arbeitsplatz zur Anwendung kommen kann. Kostenträger können neben den Krankenkassen auch die Hauptfürsorgestellen sein. Rechtsgrundlage ist der § 24 SchwbAV (Maßnahmen zur Erhaltung und Erweiterung beruflicher Kenntnisse und Fertigkeiten).

## 5. Erfahrungen / Statistik

1991 wurden 64 schwerbehinderte Arbeitnehmer arbeitstherapeutisch durch Fachkräfte der Hauptfürsorgestelle beraten oder betreut. Von diesen wurden 39 eng betreut und 25 Arbeitnehmer oder ihre Beschäftigungsbetriebe beraten. 22 von 64 Arbeitnehmern wurden über ein Jahr arbeitstherapeutisch betreut. 42 von 64 Arbeitnehmern wurden zwischen 1 und 10 Monaten betreut. Zu 70 % handelt es sich um Lern- und Geistigbehinderte oder neurologisch erkrankte Personen. Zu 30 % wurden psychisch kranke Arbeitnehmer betreut.

Die statistische Auswertung der betreuten Fälle und der Anfragen (klinische Institutionen, Betriebe, Sonderschulen und Werkstätten für Behinderte) zeigt den hohen Bedarf an arbeitstherapeutischer Betreuung im Rahmen der begleitenden Hilfen im Arbeitsleben.

Darüber hinaus mehren sich die Anfragen aus Betrieben, die bereits positive Erfahrungen mit den arbeitstherapeutischen Hilfen gemacht haben.

Daraus ergeben sich für unsere zukünftige Arbeit folgende Konsequenzen:
- Ergotherapeuten sollten im Rahmen ihrer Ausbildung die Themen ambulanter arbeitstherapeutischer Hilfen bearbeiten; diese sollten im Ausbildungskonzept verankert werden.
- Die Zusammenarbeit mit anderen Institutionen (klinischen Arbeitstherapien, Werkstätten für Behinderte und Institutionen der beruflichen Reha) sollte ausgebaut werden, um die Hilfsangebote zu koordinieren und zu verbessern.
- Weiterqualifizierung und regelmäßige Supervision für Ergotherapeuten.
- Verstärkte Öffentlichkeitsarbeit über das Berufsbild des Ergotherapeuten und seiner Möglichkeiten im Bereich der medizinischen und beruflichen Rehabilitation und ambulanten Dienste.

Mit dieser Veröffentlichung zu unserer Arbeit möchten wir einen Beitrag zur fachlichen Auseinandersetzung und Weiterentwicklung arbeitstherapeutischer Aspekte leisten. Die Dokumentation verstehen wir als einen Erfahrungsbericht dreijähriger praktischer Arbeit mit diesem Thema. Wir hoffen, daß dieser Beitrag zur Diskussion ergotherapeutischer Arbeit anregt und freuen uns über Anregungen und Austausch.

# Ambulante Begleitung auf dem Weg in's Arbeitsleben "ex & Job": Arbeit, Arbeitstherapie und Rehabilitationsangebote in Wunstorf

## Ruth Philippi / Barbara Dahmen

**Vorbemerkungen**

Wie der gleichnamige Vortrag auf der Ergotherapie-Tagung im April 1992 gliedert sich auch dieser Text in zwei Teile, die jeweils von zwei verschiedenen Personen verfaßt wurden. In dem ersten Teil gibt Ruth Philippi (Dipl. Psych.), die zu dem damaligen Zeitpunkt noch als Leiterin der Wunstorfer Reha-Abteilung tätig war, einen Überblick über die Wunstorfer Rahmenbedingungen, den Aufbau und die Inhalte der dortigen Arbeits- und Rehabilitationsangebote.

In dem zweiten Abschnitt stellt Barbara Dahmen (Ergotherapeutin) die spezifischen arbeitstherapeutischen Aufgaben und Vorgehensweisen innerhalb des Wunstorfer Settings dar. Dabei steht die Beschreibung der Arbeit in einem Spannungsfeld zwischen betrieblichen Anforderungen auf der einen Seite und arbeitstherapeutischem Handeln auf der anderen Seite im Vordergrund.

### Die Wunstorfer Arbeits- und Rehabilitationsangebote

Wunstorf ist eine 35.000 Einwohner zählende Stadt, die ca. 25 km westlich von Hannover liegt. Die dortige Arbeitsmarktsituation war Anfang der achtziger Jahre durch erhebliche Arbeitsplatzverluste im Bereich Steine / Erden, Bekleidungsindustrie, im Baugewerbe und im Handel gekennzeichnet.

Parallel zu dieser Entwicklung wurde das Landeskrankenhaus Wunstorf seit Ende der siebziger Jahre einem einschneidenden

Strukturwandel unterzogen. Aufgrund gemeindenaher Behandlungprogramme wurde die Bettenzahl reduziert und das Krankenhaus vorrangig für Akutbehandlungen und mittelfristige Behandlungsangebote genutzt.

Aus dieser Situation heraus begann der "Verein zur Förderung beschützender Wohngemeinschaften und beschützender Arbeitsmöglichkeiten e. V.", der 1983 durch Mitarbeiter des Landeskrankenhauses gegründet wurde, in Ergänzung zu beschützenden Wohnmöglichkeiten tagesstrukturierende Beschäftigungsangebote für psychisch Kranke aufzubauen. Im Spätsommer 1984 wurde dann das Arbeitsprojekt "ex & Job" ins Leben gerufen. Von dem Verein wurde ein altes baufälliges Gehöft – Küstershof – angemietet, dessen großflächige Gebäudeteile u. a. mit Hilfe von arbeitsamtsgeförderten Baumaßnahmen ausgebaut und renoviert werden konnten. Über diese Förderung konnte auch eine Gruppe von arbeitslosen Jugendlichen und älteren Langzeitarbeitslosen beschäftigt werden.

Ziel der Projektinitiative war es, Trainings- und Arbeitsangebote für psychisch Kranke zu schaffen, die der Vorbereitung auf eine Beschäftigung auf dem allgemeinen Arbeitsmarkt dienen sollten.

Für eine kleine Anzahl von Personen, die noch eine längerfristige Förderung in einem beschützten Rahmen benötigten, sollten Dauerarbeitsplätze bzw. langfristigere Arbeitsmöglichkeiten geschaffen werden. Außerdem sollte die Beschäftigung einer Gruppe von Jugendlichen, vermittelt über das Arbeitsamt, zur Normalisierung der Arbeitsatmosphäre beitragen.

Wie viele andere Projekte und Einrichtungen, die mit der Durchführung von Maßnahmen zur beruflichen Integration befaßt sind, befindet sich auch "ex & Job" in einer Grauzone zwischen psychiatrischer Versorgung auf der einen Seite und Anforderungen der freien Wirtschaft auf der anderen Seite (s. Abb. 1). Dies bedeutet ein ständiges Ausbalancieren zwischen stützenden Hilfsangeboten und dem Vermitteln realistischer Arbeits- und Lebensanforderungen.

Von Januar 1987 bis 1991 wurde "ex & Job" vom Bundesgesundheitsministerim im Rahmen des Modellverbunds Psychiatrie gefördert. Im Vordergrund dieser Modellerprobung stand die Frage, inwieweit eine berufliche Integration psychisch Kranker auf dem allgemeinen Arbeitsmarkt gelingt, nachdem eine Stabilisierungs- und Arbeitserprobungsphase auf Küstershof zwischengeschaltet wurde. In dieser Aufbauphase und mit dem Fortschreiten der Renovierungsarbeiten entstand auf Küstershof ein breites Spektrum unterschiedlichster Arbeits- und Rehabilitationsangebote (s. Abb. 2).

Weitere, auf der Abbildung nicht dargestellte Arbeitsbereiche sind:
- allgemeine Verwaltungsdienste:
  Telefondienst / EDV-Arbeitsplätze,
- Reinigungsdienste und Pflege der Grünanlagen,
- Arbeitsplätze im Baubereich.

Externe Arbeits- und Beschäftigungsangebote:
- 3 Arbeitsplätze beim Lebensmittelvertrieb "Lidl" im Rahmen der Verpackungsentsorgung,
- 2 kommunale Arbeitsplätze im Bauhofbereich.

Aus diesen verschiedenen Projektinitiativen konnten sich bis heute folgende Bereiche etablieren:

1. Eine Firma für psychisch Kranke, die die hier beschriebenen Tätigkeitsbereiche und Arbeitsplätze vorhält und derzeit 14 sozialversicherungspflichtige Arbeitsplätze zur Verfügung stellt.

2. Die sich während der Modellerprobung über das Bundesministerium etablierten Rehabilitationsangebote konnten nach Erprobungsende im Dezember 1990 unter den Bedingungen medizinischer und beruflicher Rehabilitationsmaßnahmen aufrechtgehalten und weitergeführt werden. Die so entstandene "teilstationäre Rehabilitationseinrichtung" stellt derzeit 25 Rehaplätze zur Verfügung. Für die Erprobung der Leistungsfähigkeiten werden im Rahmen eines Praktikums die verschiedenen Arbeitsangebote der Firma "ex & Job" genutzt.

3. Aufbau eines psychosozialen Dienstes (PSD), der berufsbegleitende Beratung für psychisch Kranke, die auf dem allgemeinen Arbeitsmarkt tätig sind, anbietet.

4. Die Zusammenarbeit mit arbeitslosen Jugendlichen führte zum Aufbau einer Jugendwerkstatt, die 15 Plätze vorhält mit 2 Werkstattleitern und einer betreuenden Sozialpädagogin.

## Medizinisch/Berufliche Rehabilitationsangebote

Ziel der medizinischen und beruflichen Rehabilitationsangebote ist es, psychisch Kranken die Wiedereingliederung in die Gesellschaft, insbesondere in ein Berufsleben und damit eine selbständige Lebensführung zu ermöglichen. Für die praktische Umsetzung bedeutet dies, daß eine Vielzahl unterschiedlichster Hilfsangebote und Arbeitsmöglichkeiten vorgehalten werden muß.

Die Arbeits- und Beschäftigungsangebote bei "ex & Job" werden so gestaltet, daß die einzelnen Arbeitsplätze unterschiedliche Beschützungsgrade aufweisen, von mehr "beschützten" Bedingungen bis hin zu "marktnahen" Betriebsteilen, die durchschnittliche Arbeitsanforderungen wiederspiegeln. In diesem Kontext kommen dann sowohl arbeitstherapeutische und berufsvorbereitende Maßnahmen als auch medizinische und psychotherapeutische Vorgehensweisen zur Anwendung. Mit Hilfe dieser Angebote soll es dem einzelnen Klienten ermöglicht werden, unter Einbeziehung aller Beteiligten einen Rehabilitationsplan zu erstellen, seine individuellen beruflichen Eignungen und Neigungen zu erkunden und die Selbständigkeit zu erhöhen.

In Anlehnung an das "RPK-Modell" (Anforderungsprofil an die Rehabilitationseinrichtung für psychisch Kranke/Behinderte) werden auch in Wunstorf medizinische und berufliche Rehabilitationsmaßnahmen in einem Verbund angeboten. Obwohl es sich dabei formal um zwei aufeinanderfolgende Phasen handelt, stehen diese inhaltlich in einem engen funktionalen Zusammenhang (s. Abb. 3).

Mit der Einschränkung der funktionalen Verbundenheit lassen sich folgende Angebote der medizinischen und beruflichen Rehabilitation beschreiben:

## Medizinische Rehabilitation

In dieser Rehabilitationsphase wird die Stabilisierung im therapeutischen und psychosozialen Bereich angestrebt bei gleichzeitiger Klärung und/oder Einleitung beruflicher Rehabilitation.

- fachärztliche Begleitung und Beratung bei Diagnostik, Reha-Planung und einzelnen Therapieschritten;

- ärztlich und psychologisch geleitete Gruppen- und Einzelpsychotherapie;

- psychosoziale Betreuung und Rehabilitationsplanung;

- Arbeitstherapie und Belastungserprobung;

- Anleitung und Anregungen zur Freizeitgestaltung.

## Berufliche Rehabilitation

Die Entscheidung für die Einleitung einer beruflichen Rehabilitation ergibt sich aus den praktischen Erfahrungen und Ergebnissen der vorgeschalteten medizinischen Rehabilitationsphase. Während der beruflichen Rehabilitation sollte sich der Klient besonders mit berufs-, arbeits- und ausbildungsbezogenen Themen auseinandersetzen.

- Förderung der Grundarbeitsfähigkeiten und sozialen Kompetenzen;

- Vermittlung einer adäquaten Selbsteinschätzung der individuellen Leistungsfähigkeit;

- Berufsvorbereitende Maßnahmen;

- Durchführung von Arbeitserprobungen (Vermittlung von Praktika) für ein konkretes Ausbildungs- oder Arbeitsvorhaben;

- (Re-)Integration des Klienten in die Arbeitswelt: Akquisition und Vermittlung von Arbeitsplätzen.

Um die individuell unterschiedlichen Ausgangsvoraussetzungen der Klienten zu erfassen und um den Rehabilitationsprozeß entsprechend zu gestalten, wurde in Wunstorf ein Bezugstherapeutensystem eingeführt. Der Bezugstherapeut steht dem Klienten während des gesamten Rehabilitationsprozesses als Berater zur Verfügung.

## Der Rehabilitationsprozeß

Im Vergleich zu traditionellen Einrichtungen, die Wohnen, Arbeit und Freizeit unter einem Dach organisieren, sind die Wunstorfer Angebote für ein teilstationäres Setting konzipiert. Wie bei durchschnittlich lebenden Menschen sind diese Lebensbereiche getrennt, über den Zusammenhang entscheidet jeder selbst. Die Trennung dieser Lebensbereiche bedeutet zum einen eine Normalisierung des Alltags und zum anderen die Auflösung der rundum versorgenden Institution. Gleichzeitig setzt aber die medizinische und berufliche Rehabilitation im Moment der Integration die Teilnahme an gesellschaftlichen Lebensbereichen wie Arbeit, Freizeit und Wohnen voraus in seiner Gesamtheit und Getrenntheit. Möglichkeiten und Schranken in einem Lebensbereich bestimmen die Situation in den übrigen Bereichen und umgekehrt (z. B. ohne Arbeit ist Freizeit nicht wirklich freie Zeit).

Insofern geht es bei der beruflichen Integration arbeitsloser Menschen weniger um Medikamente, Diagnosen und Psychotherapie als um die berufliche und finanzielle Situation des einzelnen, die Gestaltung von zwischenmenschlichen Beziehungen im Privatleben und am Arbeitsplatz und häufig auch um die Wohnsituation.

Zur Verdeutlichung der Rehabilitationsaufgaben stelle ich zunächst dar, was Rehabilitation nicht sein kann:

– Rehabilitation kann nicht als raumzeitlich abgeschlossene und abschließbare Maßnahme praktiziert werden, die sich allein am Klienten vollzieht.

– Rehabilitationsprozesse entwickeln sich nicht im Rahmen eines vorgeschriebenen Maßnahmekatalogs.

- Rehabilitationsprobleme werden nicht durch technisch perfekt ausgestaltete Reha-Zentren auf der grünen Wiese gelöst.

- Spezifische Trainings für die Entwicklung von Grundarbeitsfähigkeiten oder zur Aneignung berufsspezifischer Fertigkeiten können den Anforderungen einer gesellschaftlichen und beruflichen Integration nicht genügen.

- Rehabilitationsziele können nicht in einem klinisch-stationären Setting umgesetzt werden.

Die Wunstorfer Erfahrungen haben gezeigt, daß die Durchführung von Rehabilitationsmaßnahmen in einem komplexen Feld unterschiedlichster Beziehungskonstellationen und Kontextbedingungen stattfindet.
Für die Begleitung und Gestaltung von Rehabilitationsmaßnahmen bedeutet dies:

- Die Durchführung von Rehabilitationsmaßnahmen muß sich an den individuell unterschiedlichen Ausgangsvoraussetzungen des Klienten orientieren.

- Berufliche Rehabilitation geht über das Berufsspezifische hinaus, ist Teil eines ineinandergreifenden Prozesses, in dem sowohl das Umfeld des Klienten als auch der Kontext, in dem sich die Rehabilitation vollzieht, berücksichtigt werden müssen

- Im Mittelpunkt des Geschehens steht der Klient, der Auftraggeber für die Durchführung der Rehabilitation ist und die Zielrichtung angibt. Der Klient ist ein Handelnder, der aktiv Entscheidungen trifft und Verantwortung trägt.

- Maßnahmen zur Rehabilitation sind eingebunden in einem funktionalen Netz sozialer Beziehungen (z.B.: Arbeitsbeziehungen, familiäre Beziehungen, therapeutische Beziehungen u. a. m.).

Die zum Arbeitenkönnen notwendigen Qualifikationen eignet sich der Klient also nicht in verschiedenen Trainingsmaßnahmen an, sondern in einem übergreifenden Zusammenhang, d. h., bezogen auf einen konkreten Arbeitsplatz, Arbeitskollegen und in Verbindung mit realen Bezugspersonen. Die Bedeutung des sozialen Kontextes für die berufliche Rehabilitation wird durch Forschungsergebnisse von Ciompi et al 1978 und Watts & Bennet 1983 bestätigt. Nach diesen Untersuchungen kann als weitgehend gesichert gelten, daß die sozialen Beziehungen am Arbeitsplatz für das Gelingen der beruflichen Integration psychisch Kranker ausschlaggebend sind.

Aus dieser systemorientierten Sichtweise ergibt sich, daß die schwer beschreibbare Kunst der Rehabilitation zweifelsohne die Gestaltung von Rehabilitationsprozessen ist. Dabei kann der Rehabilitationsprozeß durch verschiedene Beschreibungsebenen (z. B. beruflicher Kontext, Kommunikation/Handlung, Lebensphase, privater Beziehungskontext, Ursprungsfamilie, Gesundheit) konkretisiert werden. Für den Verlauf des Rehabilitationsprozesses ist es entscheidend, inwieweit es gelingt, schnell und treffend die relevanten Rehabilitationsaspekte aufzuspüren, zu analysieren und Veränderung zu bewirken.

Es würde vermutlich den Rahmen des Vortrages sprengen, wenn wir an dieser Stelle versuchen würden, den gesamten Rehabilitationsprozeß darzustellen. Deshalb legen wir im folgenden Abschnitt den Schwerpunkt auf die arbeitstherapeutischen Aufgaben innerhalb des Rehabilitationsprozesses.

## Kontext der Arbeitstherapie innerhalb der medizinischen und beruflichen Rehabilitation

Demzufolge sollte auch die Arbeitstherapie stärker beachten, daß ihr Tätigkeitsbereich in einem funktionalen Netz sozialer Beziehungen (zu Kollegen, Vorgesetzten, Auftraggebern, Kooperationspartnern, Kunden u. a. m.) eingebunden ist. Aufgrund dieser Bedingungen werden Arbeitstherapeutinnen im Rahmen der beruflichen Rehabilitation mit unterschiedlichsten Anforderungen und Erwartungen konfrontiert. Neben der individuellen arbeitstherapeutischen Förderung des Klienten spielt der spezifische Arbeitskontext, in dem die Arbeitstherapeutin tätig wird, eine entscheidende Rolle. Dieser Kontext ist durch eine Vielzahl von Kooperationsbeziehungen gekennzeichnet, die sich nicht nur auf den Klienten und dessen privates Umfeld (Freunde, Familie) beziehen, sondern auch auf die Bedingungen des jeweiligen Arbeitsplatzes (z. B.: Personalstruktur, Konkurrenzfähigkeit, Produktivität) und auf andere Personen (Arzt, Therapeut, Reha-Berater u. a. m.), die an der Gestaltung des Rehabilitationsprozesses beteiligt sind.

Als ein Aspekt des gesamten Rehabilitationprozesses orientiert sich das arbeitstherapeutische Handeln an diesem Prozeß und wirkt gleichzeitig auf das prozeßhafte Geschehen zurück. Dabei bezieht sich die arbeitstherapeutische Methodik nicht auf die Umsetzung standardisierter Trainingsprogramme, sondern auf die Erarbeitung und Umsetzung von Förder- und Handlungsplänen, die sowohl die individuell unterschiedlichen Ausgangsvoraussetzungen berücksichtigen als auch die unterschiedlichen Kontextbedingungen des Arbeitsplatzes. Zudem steht das arbeitstherapeutische Handeln immer auch in Wechselwirkung mit dem dynamischen Verlauf des Rehabilitationsprozesses, wie z. B. mit Veränderungen des Selbstkonzeptes (vom "Kranken" zum "Gesunden", vom Arbeitslosen zum Arbeitnehmer oder auch umgekehrt) und/oder Veränderungen von Beziehungskonstellationen durch Arbeitsplatzwechsel.

Da der Arbeitsplatz der Arbeitstherapeutin direkt in einem Bereich der Firma "ex und Job" angesiedelt ist, bewegt sie sich immer in einem Spannungsfeld zwischen betrieblichen Anforderungen auf der einen und therapeutischer Zielsetzung auf der anderen Seite. Dabei müssen je nach Tätigkeitsbereich und Aufgabenstellung mehr oder weniger spezifische arbeitstherapeutische Qualifikationen und betriebswirtschaftliche Kenntnisse eingebracht werden. Der Handlungsspielraum der Arbeitstherapeutin ist stets abhängig von der jeweiligen betrieblichen Situation: bei hohem Arbeitsdruck (z. B. durch Personalmangel, Zeitdruck) müssen therapeutische Vorstellungen zurückgestellt werden, damit eine ausreichende Produktion sichergestellt bleibt. Bei sinkendem Produktionsdruck entsteht ein größerer Spielraum für die Umsetzung therapeutischer Ziele.

In diesem Spannungsfeld fällt der Arbeitstherapeutin die Aufgabe zu, zwischen den beiden Polen – Betrieb einerseits und rehabilitative Erfordernisse andererseits – zu vermitteln und den Klienten sowohl Möglichkeiten zu erschließen, einen Einstieg in den Arbeitsprozeß zu finden, als auch Grenzen aufzuzeigen, die durch den betrieblichen Rahmen gegeben sind. Dabei muß die betriebliche Arbeitsatmosphäre immer Vorrang haben vor einer deutlich therapeutischen Atmosphäre. Es besteht somit die Anforderung an die Arbeitstherapeutin, sich am Arbeitsplatz weniger therapeutisch zu zeigen, als vielmehr fachspezifische arbeitstherapeutische Kenntnisse zu nutzen, um den betrieblichen Arbeitsplatz auch für Klienten mit größeren Arbeitsschwierigkeiten zu erschließen.

Darüber hinaus benötigt die Arbeitstherapeutin auch ein umfassendes Wissen über die Bedingungen und Anforderungen einer regulären Erwerbstätigkeit, zumal das Rehabilitationsziel in der Regel in der beruflichen Integration der Klienten in den allgemeinen Arbeitsmarkt besteht.

Die Wirkung des arbeitstherapeutischen Handelns wird immer auch durch die Struktur des jeweiligen Arbeitsplatzes mitbestimmt. Aus diesem Grund muß sich die Arbeitstherapeutin über den Kontext ihres Einsatzbereiches kundig machen, bevor sie arbeitstherapeutische Maßnahmen umsetzt.

Da die Rolle der Arbeitstherapeutin nicht nur durch die Zusammenarbeit mit dem Klienten gekennzeichnet ist, sondern auch durch eine ständige Auseinandersetzung mit den betrieblich und therapeutisch arbeitenden Mitarbeitern, ist die Gefahr, in Beziehungsverflechtungen und Interessenkollisionen zu geraten, sehr groß. Um gar nicht erst in diese Verstrickungen zu geraten und um den Kontext zu klären, kann die Anwendung systemischer Beschreibungs- und Beratungsansätze sehr nützlich sein.

Es ist wichtig, daß es der Arbeitstherapeutin gelingt, unterschiedliche Bedingungen eines Tätigkeitsbereiches zu erfassen, um entsprechend unterschiedliche Vorgehensweisen und Förderstrategien zu entwickeln. Gleichzeitig muß sie klare Grenzen zwischen den verschiedenen Aufgaben- und Kompetenzbereichen ziehen.

Diese allgemeinen Ausführungen sollen in dem folgenden Abschnitt durch die Darstellung des arbeitstherapeutischen Vorgehens, wie es in Wunstorf praktiziert wird, konkretisiert werden.

## Die Anforderungsstruktur der Arbeitsbereiche

Um ein den unterschiedlichen Fähigkeiten und Bedürfnissen der Klienten entsprechendes Tätigkeitspektrum vorhalten zu können, unterscheiden sich die einzelnen Arbeitsbereiche am Küstershof im Grad der Betreuung und der Höhe der Anforderungen.

Zur ersten Gruppe zählen die Arbeitsbereiche, die sehr engmaschig betreut sind, d. h. hier arbeitet in der Regel stets eine Mitarbeiterin des Reha–Teams mit und steht vor Ort als Ansprechpartnerin zur Verfügung. Diese Bereiche zeichnen sich durch ein hohes Maß an Flexibilität in Bezug auf Arbeitsanforderungen und Arbeitsbedingungen aus. Zu dieser Gruppe gehören das Möbellager, die Nähabteilung und der Second–Hand–Laden.

In den Arbeitsbereichen der zweiten Gruppe wird mehr Selbständigkeit und Fähigkeit zur Strukturierung der Arbeit gefordert. Die Arbeitsanleiter arbeiten hier nicht immer vor Ort mit, sondern besprechen die Arbeit mit den Klienten und stehen bei Arbeitsproblemen als Ansprechpartner zur Verfügung. Die Anforderungen sind weniger flexibel handhabbar als in der ersten Gruppe. Hierzu zählen Gartenbereich/Hofdienste, Bau, Kühlgeräteentsorgung, E–Werkstatt, Verwaltung.

Die dritte Gruppe besteht aus Arbeitsbereichen, die den durchschnittlichen Arbeitsmarktanforderungen entsprechen und immer wieder ihre Konkurrenzfähigkeit beweisen müssen. Die Arbeitsanleitung erfolgt in Form einer reinen Fachanleitung durch die Werkmeister oder Arbeitsanleiter. Die Arbeit ist nach betrieblichen Aspekten kalkuliert (z. B. Zeit, Personaleinsatz) und ermöglicht wenig Veränderungsspielraum. Diese Gruppe besteht aus den Bereichen Kneipe, Verpackungsentsorgung bei Lidl und Tischlerei.

Durch dieses System ist es möglich, Klienten sowohl einen angemessenen Einstieg in den Arbeitsprozeß zu gewährleisten als auch die Anforderungen an Arbeitsfähigkeiten und Belastbarkeit schrittweise zu steigern.

Beispielhaft soll im folgenden nun der arbeitstherapeutische Ansatz für einen der engmaschig betreuten Arbeitsbereiche, das Möbellager, beschrieben werden.

## Arbeitsplatzbeschreibung

Im Möbellager werden gut erhaltene Gebrauchtmöbel zum Verkauf angeboten. Der Verkaufsraum – eine ca. 400 qm große Halle – befindet sich im ersten Stock (s. Abb. 2) und ist über eine Treppe und einen Lastenaufzug erreichbar. Ein Auffanglager und ein Auslieferungslager liegen ebenerdig in unmittelbarer Nähe des Aufzugs. Zum Transport schwerer Möbelstücke stehen Rollbretter zur Verfügung.
Die Möbel werden durch einen Fahrdienst an- und ausgeliefert, für den Transport werden die meisten Möbelstücke (z. B. Wohnzimmerschrankwände, Schlafzimmereinrichtungen) in möglichst kleine, handhabbare Teile zerlegt.

Im Möbellager arbeiten vier bis fünf Klienten, die folgende Aufgaben übernehmen:

- Auf- und Abbau der Möbel,
- Ausführung oder Inauftraggabe von Reparaturen,
- Dekoration und Raumgestaltung,
- Reinigung der Ausstellungsstücke und Räumlichkeiten.

Die Arbeit beginnt mit einer morgendlichen Gruppenbesprechung, bei der die anfallenden Arbeiten eingeteilt und vorbesprochen werden. Es gibt kaum Tätigkeiten im Möbellager, die von einer Person alleine erledigt werden können, so daß die häufigste Arbeitsform hier die Arbeit in Kleingruppen von zwei bis drei Personen ist. Die Arbeitstherapeutin arbeitet je nach Bedarf zusammen mit einer Kleingruppe oder steht, falls dies nicht erforderlich ist, als Ansprechpartnerin zur Verfügung.

Das Möbellager gilt aufgrund der relativ großen Flexibilität in Bezug auf Anforderungen und Arbeitsbedingungen als Eingangsbereich, d. h., hier können Klienten zu Beginn der medizinischen Rehaphase, wenn diagnostische Aspekte und das Ausloten von Belastungsgrenzen im Vordergrund stehen, den Einstieg in den Arbeitsproceß finden. Die arbeitstherapeutische Vorgehensweise konzentriert sich hier auf das Erarbeiten grundlegender, arbeitsbezogener Fähigkeiten, also in erster Linie das Erlangen und Stabilisieren der Grundarbeitsfähigkeiten. Darüber hinaus ergeben sich aufgrund der Arbeitsstruktur Anforderungen in erster Linie an soziale Kompetenzen, grob- und feinmotorische Fähigkeiten, Konzentration, Ausdauer und die Fähigkeit, Informationen aufzunehmen und umzusetzen.

**Die Aufgabenbereiche der Arbeitstherapeutin (s. Abb. 4)**

Um ein möglichst am Arbeitsmarkt orientiertes Klima zu schaffen und trotzdem betriebliche und therapeutische Anforderungen gleichermaßen realisieren zu können, muß die Arbeitstherapeutin über therapeutische und spezifische arbeitstherapeutische Bereiche hinaus auch Teilbereiche betrieblicher Aufgaben beachten. Dieser weitgefaßte Handlungsansatz ermöglicht neben dem Herstellen weitgehender Betriebsrealität, die für eine sinnvolle Rehabilitation unerläßlich ist, auch einen relativ großen Spielraum in Bezug auf das Einbringen therapeutischer Aspekte.

Die letzendliche Betriebsorganisation obliegt der Betriebsleitung. Betriebsleitung und Arbeitstherapeutin müssen, wie in allen Arbeitsbereichen auch im Möbellager, eng zusammenarbeiten und Rücksprache nehmen, um die Relation und Gewichtung therapeutischer und betrieblicher Belange immer wieder aktuell auszuloten.

Zu den betrieblichen Aufgaben der Arbeitstherapeutin im Möbellager gehören neben der Qualitätskontrolle und dem Einhalten von zeitlichen Vorgaben auch die Lagerhaltung und die Angebotsgestaltung sowie im geringen Ausmaß auch Kundenkontakte.

Für den betrieblichen Ablauf von zentraler Bedeutung sind Qualitätskontrolle und zeitliche Planung. Auch sind diese Bereiche bereits Elemente der diagnostischen Arbeit. Evtl. Beanstandungen gehen direkt an den Klienten zurück, werden besprochen und behoben.
Die einzelnen Aspekte des therapeutischen Handelns im Möbellager sollen nun näher erläutert werden.

# Die Elemente der arbeitstherapeutischen Vorgehensweise

## Anleitung

Die Arbeitstherapeutin vertritt die betrieblichen Anforderungen der Arbeit; durch eine "Aufarbeitung" dieser Anforderungen ist sie in der Lage, die Arbeitsaufgaben zu strukturieren und so kleinschrittig wie nötig den Klienten zu vermitteln. Eine den individuellen Bedürfnissen angepaßte Anleitung ermöglicht auch stärker beeinträchtigten Klienten die Arbeit im betrieblichen Umfeld.

## Betreuung am Arbeitsplatz

Neben der situationsgemäßen Anleitung, die auch ein Aspekt der Betreuung vor Ort ist, steht die Arbeitstherapeutin bei allen auftretenden arbeitsbezogenen Schwierigkeiten als Ansprechpartnerin zur Verfügung. Auch kann sie in bestimmten Arbeitssituationen (z. B. wenn gravierende Fehler unterlaufen) oder in brisanten Gruppensituationen intervenieren. Kurze Reflexionen am Arbeitsplatz bieten eine gute Möglichkeit, aktuell auftretende Schwierigkeiten direkt in der entsprechenden Situation aufzugreifen, darüber hinaus können die Klienten eine direkte Rückmeldung über ihre Arbeit erhalten.

## Arbeitsdiagnostik

Die diagnostische Arbeit ist ein Schwerpunkt des arbeitstherapeutischen Handelns im Möbellager. Sie unterscheidet sich jedoch in vielen Punkten von der Arbeitsdiagnostik in den üblichen AT–Abteilungen. Die diagnostischen Mittel und Methoden sind nicht ohne weiteres auf das betriebliche Umfeld einer Selbsthilfefirma übertragbar, sondern müssen innerhalb des betrieblichen Rahmens adaptiert werden. So wird z. B. die Berufs– und Arbeitsanamnese nicht direkt von der Arbeitstherapeutin erstellt, sondern von der Bezugstherapeutin.

Als wichtigstes Mittel der Arbeitsdiagnostik ist die direkte Zusammenarbeit zwischen Klienten und Arbeitstherapeutin anzusehen, wodurch die Arbeitstherapeutin einen unmittelbaren Eindruck der arbeitsspezifischen Fähigkeiten der Klienten erhalten kann.

Das Herstellen bestimmter, therapeutisch geplanter Situationen, wie z. B. die Arbeit in Gruppen, die Arbeit unter bestimmten Aufgabenstellungen, ist nur in begrenztem Maße möglich, die Grenzen sind auch hier immer durch die jeweilige betriebliche Situation festgelegt. Neben den kurzen Reflexionen vor Ort finden in regelmäßigen Abständen Arbeitsgruppenbesprechungen statt, die der Klärung der momentanen Gruppen- und Arbeitssituationen dienen. Gruppenbezogene Themen, die einer intensiveren Auseinandersetzung bedürfen, können hier bearbeitet werden. Darüber hinaus werden die arbeitsorganisatorischen Themen wie die Verteilung bestimmter Aufgaben, Arbeitsplanung etc. diskutiert. Die Arbeitstherapeutin erhält einen Überblick über soziale Kompetenzen und planerische Fähigkeiten der Klienten.

Wichtig für diese Art der Arbeitsdiagnostik ist eine regelmäßige Dokumentation. Da es keine speziellen Testaufgaben und Trainingsarbeiten gibt, müssen die in der täglichen Arbeit gewonnenen Eindrücke und Beobachtungen strukturiert und dokumentiert werden.

Ein weiteres Element der diagnostischen Arbeit und gleichzeitig ein Ergebnis der bislang genannten Aspekte sind die

## Rückmeldungsgespräche und Reflexionen

In regelmäßigen Abständen kommen Klient, Bezugstherapeutin und Arbeitstherapeutin zusammen und reflektieren gemeinsam die aktuelle Arbeitssituation des Klienten. Die Rückmeldung der Arbeitstherapeutin bezieht sich dabei auf zwei Bereiche.

Zunächst geht es um die Beurteilung der Kriterien, die objektiv zu bewerten sind. Dazu gehören die instrumentellen und fast alle Grundarbeitsfähigkeiten (z. B. Pünktlichkeit, Pausen, Qualität des Produkts, Handhabung des Werkzeugs und Materials).

Weiterhin beinhaltet die Rückmeldung der Arbeitstherapeutin Aspekte, die stark von der subjektiven Einschätzung der Beteiligten abhängig sind und bei denen es durchaus zu Meinungsverschiedenheiten zwischen Arbeitstherapeutin und Klient kommen kann. Hierzu gehören in erster Linie die sozialen und sozioemotionalen Fähigkeiten (z. B. Motivation, Ausdauer, Konfliktverhalten, soziale Kompetenz). Auf dieser "beschreibenden Ebene" der Rückmeldung kann es nicht um "richtig oder falsch" der Einschätzung gehen, sondern um den Austausch und das Diskutieren von Eindrücken und Einschätzungen zwischen Arbeitstherapeutin und Klient.

Unter anderem aus diesen Gesprächen ergibt sich die

## Zielsetzung und Reha-Planung

Gemeinsam mit Bezugstherapeutin und Klient erarbeitet die Arbeitstherapeutin arbeitstherapeutische Ziele. Die umfassende Rehaplanung ergibt sich in Absprache zwischen Team, Bezugstherapeutin, Klient und Arbeitstherapeutin.

## Rücksprache und Austausch mit Bezugstherapeuten

Wie aus den bisherigen Ausführungen schon deutlich wird, steht die Arbeitstherapeutin immer in engem Austausch mit dem Bezugstherapeuten. So hat die Bezugstherapeutin stets einen Überblick über die Situation des Klienten am Arbeitsplatz, und die Arbeitstherapeutin hat die Möglichkeit des ganzheitlichen Blickwinkels und ist nicht einseitig auf die Arbeitsseite reduziert.

## Familiengespräche

Im Verlauf der Rehabilitation können bei Bedarf die Familienmitglieder zu Beratungsgesprächen bezüglich der beruflichen Perspektive des Klienten eingeladen werden. An diesen Gesprächen nimmt die Arbeitstherapeutin als Vertreterin der Arbeitsseite teil.

Oftmals findet parallel zu Rehabilitationsmaßnahmen bei "ex & Job" an einem anderen Ort eine Familientherapie statt. Falls erforderlich, kann die Arbeitstherapeutin zu bestimmten Sitzungen als Vertreterin des Systems "Arbeitsplatz" dazukommen.

Aus dem breitgefächerten Aufgabenspektrum ergeben sich verschiedene Rollen, die die Arbeitstherapeutin je nach Situation in unterschiedlichem Maße ausfüllt.

Bei Klienten mit größeren Arbeitsschwierigkeiten bzw. Einstiegsschwierigkeiten in den Arbeitsprozeß steht für die Arbeitstherapeutin die therapeutische Rolle innerhalb des betrieblichen Rahmens im Vordergrund.

Die Arbeitstherapeutin übernimmt stärker die Rolle der Vorgesetzten, wenn es um die Organisation der Arbeitsabläufe und die Kontrolle der Arbeiten geht und bei Klienten, die ihre Arbeit weitgehend selbständig erledigen.

In Zeiten hohen Produktionsdrucks und betrieblicher Engpässe übernimmt die Arbeitstherapeutin auch die Rolle der Kollegin. Hier geht es darum, gemeinsam mit der Gruppe die anstehenden Arbeiten möglichst schnell und effektiv zu erledigen.
Wie weit diese einzelnen Rollen jeweils ausgefüllt werden, ist immer abhängig von der betrieblichen Situation und von der Klientengruppe.

Die Fülle der Anforderungen, die hier an die Arbeitstherapeutin gestellt werden, erfordern offensichtlich eine große Flexibilität, Konfliktbereitschaft und das Einbringen unterschiedlichster Kenntnisse. Die stark auf ein arbeitsmarktnahes Umfeld ausgerichteten Arbeitsbedingungen machen es notwendig, daß die Arbeitstherapie hier Abschied nimmt von primär medizinisch orientierten therapeutischen Konzepten und Wege sucht, sowohl therapeutische als auch betriebliche Anforderungen in der alltäglichen Arbeit miteinander zu verbinden. Letztendlich sind die betrieblichen Aspekte für die Rehabilitation der Klienten von zentraler Bedeutung, denn es sind diese Anforderungen, mit denen sie sich auf dem allgemeinen Arbeitsmarkt zwangsläufig auseinandersetzen müssen. Die Arbeitstherapie in der Rehabilitation kann die Chance einer angemessenen Vorbereitung bieten.

# Literatur

Ciompi, L; Ague, C. & Dauwalder, H. P.: Ein Forschungsprogramm zur Rehabilitation psychisch Kranker II. In: Nervenarzt 49, 1978, S. 332–338

Watts, F. N. & Bennett, D. H. (ed): Theory and practice of psychiatric rehabilitation. Chichester / New York / Brisbane / Toronto / Singapore: John Wiley & Sons 1983.

**Abbildung 1:**
ex & Job: Zwischen psychiatrischer Versorgung und allgemeinem Arbeitsmarkt

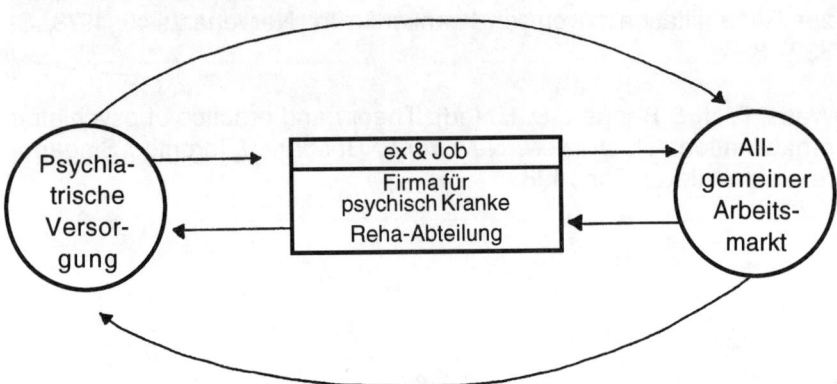

**Abbildung 2:**
Die Arbeitsangebote

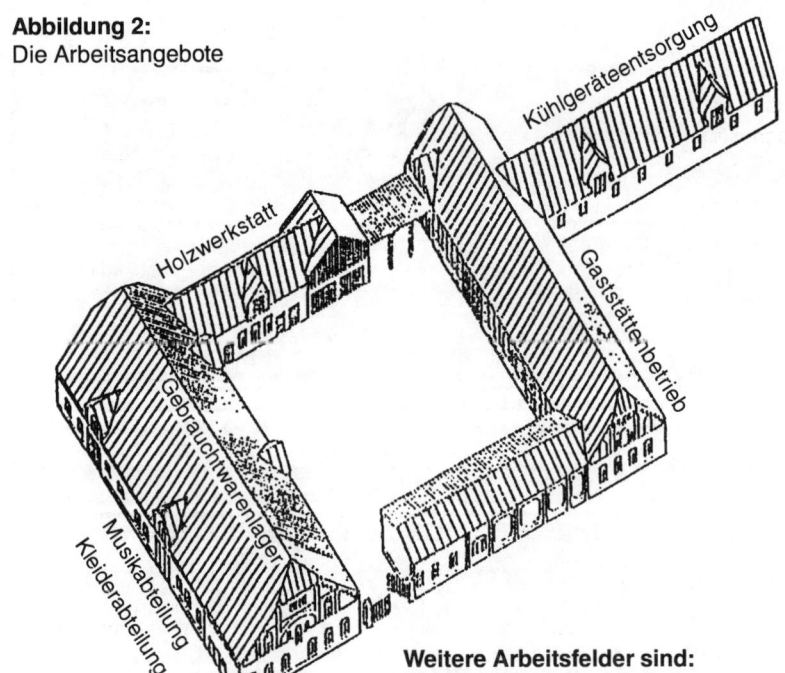

**Weitere Arbeitsfelder sind:**
– Telefondienste
– Einrichtung und Organisation der EDV
– Reinigungsdienste

Abbildung 3:

## Medizinisch-Berufliche Rehabilitation

**Medizinische Rehabilitation**

**Berufliche Rehabilitation**

| Medizinische Leistungen | Berufliche Leistungen |
|---|---|
| **Indikation** | |
| Psychisch Kranke, die nach klinischer Behandlung zur Stabilisierung und Anpassung an die Anforderungen des Alltages noch med. und berufl. Unterstützung bedürfen | |
| • med. Fragen überwiegen | • berufl. Fragen überwiegen |
| **Voraussetzungen** | |
| • Person ist in der Lage, einfache Aufgaben zu bearbeiten<br>• kann sich für kurze Zeit konzentrieren<br>• kann Therapieangebote umsetzen | • gesundh. Voraussetzungen sind ausreichend geklärt<br>• Person kann sich über einen längeren Zeitraum auf Aufgaben einlassen |
| **Ziele** | |
| *Diagnostische Aspekte:*<br>• Ermittlung des Leistungsprofils<br>• Erfassung des bisherigen berufl. Werdegangs<br>• Ermittlung der sozialen Anpassungsfähigkeit<br>*Therapeutische Aspekte:*<br>• Stabilisierung der Belastbarkeit<br>• Erlernen von Bewältigungsstrategien<br>• Verbesserung der Arbeitsgrundfähigkeiten<br>• Anleitung zur Freizeitgestaltung | • Förderung d. Grundarbeitsfähigkeiten und sozialen Kompetenz<br>• Steigerung d. Belastbarkeit<br>• Vermittlung einer adäquaten Selbsteinschätzung<br>• Erarbeitung berufl. Perspektiven<br>• Umsetzung der erreichten Reha-Ergebnisse auf dem freien Arbeitsmarkt |
| **Maßnahmen** | |
| • interdisziplinäre Diagnostik und Therapieplanung<br>• fachärztl. Behandlung<br>• Gruppen- u. Einzelpsychotherapie<br>• psychosoziale Betreuung<br>• tätigkeitsbezogene Therapie (AT/BT)<br>• Psychiatr. Krankenpflege und körpertherap. Verfahren | • prakt. Anleitung und Unterweisung am Arbeitsplatz Orientierung zur Berufsfindung (Arbeitstrainingsmaßnahmen)<br>• schrittweise Steigerung der Anforderungen<br>• fachtheoret. Unterweisung<br>• berufsvorbereitende Maßnahmen<br>• Arbeitserprobung |
| **Zeitdauer** | |
| ca. 6 Monate | ca. 6 Monate |

Abbildung 4:

## Aufgabenbereiche der Arbeitstherapie
### am Beispiel Möbellager

| Betriebliche Seite | Arbeitstherapeutisches Vorgehen |
|---|---|
| • Qualitätskontrolle<br>• Einhalten zeitlicher Vorgaben<br>• Angebotsgestaltung, Lagerhaltung<br>• in geringem Ausmaß: Kundenkontakte | • Anleitung<br>• Betreuung am Arbeitsplatz<br>• Arbeitsdiagnostik<br>• Reflexion, Rückmeldung<br>• Zielsetzung<br>• Rücksprache und Austausch mit Bezugstherapeuten<br>• Teilnahme an Familiengesprächen |

# AUTORENVERZEICHNIS

*Beule, Peter Dr.*
Dipl. Psychologe, Leiter des Psychosozialen Dienstes,
Hauptfürsorgestelle Münster, Warendorfer Straße 26
48145 Münster

*Dahmen, Barbara*
Ergotherapeutin, Rehabilitationsabteilung "ex & Job",
Hindenburgstraße 29b, 31515 Wunstorf

*Dalhoff, Anke*
Ergotherapeutin, Hauptfürsorgestelle Münster,
Psychosozialer Dienst, Warendorfer Straße 26,
48145 Münster

*Häberle, Gerhard*
Dipl. Psychologe,
Südstraße 4, 31515 Wunstorf

*Hötten, Reinhard*
Ergotherapeut, Hauptfürsorgestelle Münster,
Psychosozialer Dienst, Warendorfer Straße 26,
48145 Münster

*Köhler, Kirsten*
Ergotherapeutin, Nds. Landeskrankenhaus Osnabrück,
Knollstraße 31, 49088 Osnabrück

*Marotzki, Ulrike*
Ergotherapeutin, Dipl. Psychologin
Tagesstätte, Bredstedter Straße 17, 22049 Hamburg

*Marquard, Albrecht*
Dipl. Psychologe. Forschungsprogramm Arbeit und Technik,
Tornquiststraße 54, 20259 Hamburg

*Monsees, Birgit*
Ltd. Arbeitstherapeutin, Zentralkrankenhaus Bremen–Ost,
Züricher Straße 40, 28325 Bremen

*Philippi, Ruth*
Dipl. Psychologin,
Nds. Institut für systemische Therapie und Beratung,
Hohenzollernstraße 7, 30161 Hannover

*Rokahr, Christiane*
Ergotherapeutin,
Tagesstätte, Bredstedter Straße 17, 22049 Hamburg

*Schlicht, Christiane*
Ergotherapeutin, Nds. Landeskrankenhaus Osnabrück,
Knollstraße 31, 49088 Osnabrück

*Von der Beeck, Elke*
Ltd. Arbeitstherapeutin der Rheinischen Landesklinik Langenfeld,
Eduardstraße 12, 42275 Wuppertal

*Weber, Peter*
Ergotherapeut, Berufsbildende Schulen 3
Bahnhofstraße 9/10, 29221 Celle

# Kompetent
# & unentbehrlich

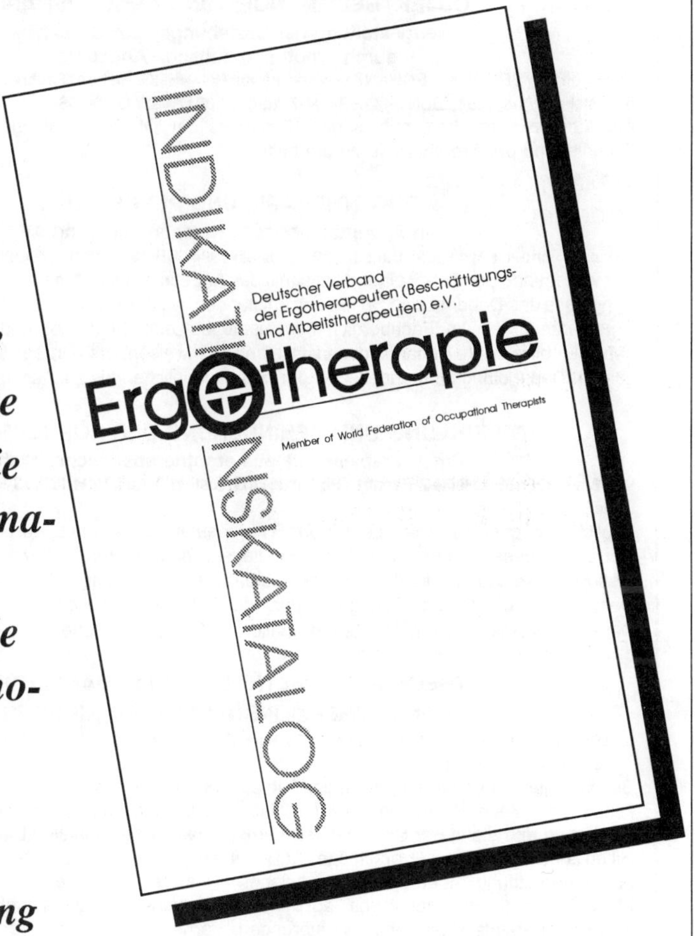

- **Geriatrie**
- **Onkologie**
- **Neurologie**
- **Orthopädie und Traumatologie**
- **Psychiatrie und Psychosomatik**
- **Pädiatrie**
- **Geistige Behinderung**

140 Seiten, 5. Aufl. Idstein 1994, kart.
ISBN 3-8248-0012-8

## 24,80 DM, 173,60 öS, 24,80 sFr

Für Mitglieder des Dt. Verbandes
der Ergotherapeuten (Beschäftigungs-
und Arbeitstherapeuten) e.V. 18,00 DM.

**Bestellung bitte an:**

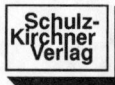
Schulz-Kirchner Verlag

D-65505 Idstein
Itzbachweg 2
Telefon 0 61 26 / 93 20-0
Telefax: 0 61 26 / 5 21 79

# Neue Reihe Ergotherapie

Hrsg.: Deutscher Verband der Ergotherapeuten (Beschäftigungs- u. Arbeitstherapeuten) e. V.

## OBJEKTBEZIEHUNGEN UND ERGOTHERAPIE
### Neugestaltung der Beziehungen zur Objektwelt
### durch ergotherapeutische Angebote

Von Egon KAYSER, Volker SCHANZ und Andrea von ROTBERG, Reihe 1: Fachber. Psychiatrie, Band 1, 52 S., Idstein, 4. Aufl. 1994, ISBN 3-8248-0004-7, kart., 13,00 DM/sFr, 91,00 öS.

Die Autoren versuchen, mittels des Konzeptes der Objektbeziehungen, eine umfassende Grundlegung der Ergotherapie zu erarbeiten.

## ERGOTHERAPIE UND PSYCHIATRIE
### Im Spannungsbogen zwischen Jung und Alt

Reihe 1: Fachber. Psychiatrie, Band 2, 172 S., Idstein 1994, ISBN 3-8248-0137-X, 26,00 DM/sFr, öS 182,00.
Der vorliegende Band stellt einen Ausschnitt des Angebotes im Rahmen der letzten Ergotherapie-Kongresse dar. Dabei ist eine Sammlung entstanden, welche das weitreichende Tätigkeitsfeld der ErgotherapeutInnen im Fachbereich Psychiatrie aufzeigt. Mediziner und ErgotherapeutInnen geben Einblick in Ihre Behandlungsansätze und Sichtweisen. Die Vorträge schlagen einen Bogen von der Behandlung mißhandelter Kinder und Jugendlichen bis zum alterskranken Menschen.

## ENTWICKLUNG UND BEHINDERUNG DES KÖRPERSCHEMAS
### Ein Therapieansatz aus ergotherapeutischer Sicht

Von Werner HÜGEL, Reihe 2: Fachber. Pädiatrie, 44 S., Idstein, 5. Aufl. 1994, ISBN 3-925196-46-3, kart., 12,00 DM/sFr, 84,00 öS.
Täglich begegnen Erzieher, Lehrer und Therapeuten Kindern mit "Körperschemastörungen". Der Sinn dieses Buches kann nicht darin liegen, funktionierende Rezepte zu liefern für eine restlose Beseitigung von "Körperschemastörungen". Vielmehr hat es seine Aufgabe erfüllt, wenn es Therapeuten und Pädagogen dazu dient, die Schwierigkeiten besser zu verstehen und wenn es als Anstoß wirkt für eine indivieulle und forschende Arbeit.

## THEORIE UND METHODE ZUR BEHANDLUNG
## VON PERZEPTIONSGESTÖRTEN KINDERN

Von Dorothee MISKE-FLEMMING, Reihe 2: Fachber. Pädiatrie, 96 Seiten, Idstein, 7. 1993, ISBN 3-8248-0010-1, kart., 16,00 DM/sFr, 112,00 öS.
Beschäftigungstherapeuten, die in der Pädiatrie arbeiten, erleben häufig Kinder, die Schwierigkeiten in der Bewältigung täglicher Verrichtungen wie auch in ihrer sozialen Anpassungsfähigkeit haben und die in der Schule durch Lernschwierigkeiten auffallen. Die Autorin möchte hier Hilfen zur Diagnostik und Vorschläge zur Behandlung geben, nicht als fertige Rezepte, sondern durch Vermittlung theoretischer Grundlagen - insbesondere die der Untersuchungen von Marianne Frostig und Jean Ayres - auf denen die einzelne Therapie aufgebaut werden kann. Es werden einerseits Wahrnehmungsstörungen, Lernschwierigkeiten, Verhaltensauffälligkeiten und andererseits ihre Beziehung zu einer minimalen cerebralen Dysfunktion bei Vorschul- und Schulkindern erläutert.

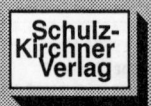

Itzbachweg 2
Postfach 9
D-65505 Idstein
Tel. (0 61 26) 93 20-0